GOLDMANN
Lesen erleben

Buch

Der Megatrend der 5:2-Diäten sorgt weltweit bereits ordentlich für Wirbel. *The Fast Diet* ist das Buch, das den Hype auslöste – das Original. Das Konzept ist bestechend einfach: Man legt zwei Fastentage in der Woche ein, an denen die Kalorienzufuhr heruntergefahren wird, und zwar auf 500 Kilokalorien für Frauen und 600 für Männer. An den restlichen fünf Tagen isst man, was man möchte. Erstaunlicherweise wird man sich an diesen Tagen ganz intuitiv bewusst und gesund ernähren. Die Ergebnisse sind beeindruckend: Die Kilos purzeln, durch die gesunde Lebensweise wird das Risiko von Diabetes, Herzerkrankungen und Krebs verringert und die Lebensdauer erhöht. Außerdem sind Körper und Gehirn leistungsfähiger.

Eine Diät, wie sie sich jeder wünscht, der abnehmen möchte: simpel, fundiert, effektiv und gesund!

Mit Rezepten und Menüplänen für die Fastentage.

Autoren

Dr. Michael Mosley ist Journalist, Produzent und TV-Moderator. Für die BBC und den amerikanischen Discovery Channel kreierte er zahlreiche preisgekrönte Wissenschafts- und Geschichtsdokumentationen. Er wurde von der British Medical Association zum Medical Journalist of the Year ernannt. Mit seiner BBC-Dokumentation »Eat, Fast and Live Longer« schuf er die Grundlage für den Megatrend der 5:2-Diäten.

Mimi Spencer arbeitet als Journalistin und Autorin. Sie schrieb u. a. für *The Observer, The Times, The Evening Standard, Vogue* und Harper's Bazaar. Mehr als zehn Jahre lang schrieb sie in ihrer Kolumne in *The Mail on Sunday* über Mode, Lifestyle, Fitness und Ernährung.

Dr. Michael Mosley
Mimi Spencer

The Fast Diet

Das Original

5 Tage essen, 2 Tage fasten

Aus dem Englischen
von Stefanie Hutter

GOLDMANN

FSC
www.fsc.org
MIX
Papier aus verantwortungsvollen Quellen
FSC® C014496

Verlagsgruppe Random House FSC® N001967
Das für dieses Buch verwendete FSC®-zertifizierte Papier
Classic 95 liefert Stora Enso, Finnland.

5. Auflage
Deutsche Erstausgabe Mai 2014
Wilhelm Goldmann Verlag, München,
in der Verlagsgruppe Random House GmbH

Originaltitel: The Fast Diet. Lose Weight, Stay Healthy and Live Longer
with the Simple Secret of Intermittent Fasting
Originalverlag: Atria Books, a Division of Simon & Schuster Inc., New York
Umschlaggestaltung: Uno Werbeagentur, München
Umschlagillustration: FinePic®, München
Redaktion: Katharina Sporns-Schollmeyer
Satz: Uhl + Massopust, Aalen
Druck und Bindung: GGP Media GmbH, Pößneck
BK · Herstellung: IH
Printed in Germany
ISBN 978-3-442-17448-5
www.goldmann-verlag.de

Besuchen Sie den Goldmann Verlag im Netz

Für meine Frau Clare und meine Kinder
Alex, Jack, Daniel und Kate, die ein längeres Leben
wünschenswert erscheinen lassen.

– M. M.

Für Ned, Lily May und Paul –
meinen Fels von Brighton.
Und für meine Eltern, die immer wussten,
dass Nahrung Liebe ist.

– M. S.

Inhalt

Einleitung

Die letzten Jahrzehnte sahen Modediäten kommen und gehen, doch der übliche medizinische Ratschlag für eine gesunde Lebensweise blieb weitgehend unverändert: fettarme Ernährung, mehr Bewegung … und keinesfalls Mahlzeiten auslassen. In demselben Zeitraum schnellten die Adipositasraten weltweit in die Höhe.

Gibt es denn keinen anderen, faktengestützten Ansatz? Einen, der auf Wissenschaft, nicht auf Überzeugung basiert? Nun, wir denken, es gibt ihn: Intervallfasten.

Sie können für Ihren Körper nichts tun, was auch nur annähernd so wirkungsvoll ist wie Fasten.

Als wir erstmals etwas über die angeblichen Vorteile des Intervallfastens lasen, waren wir, wie viele andere, skeptisch. Fasten erschien uns drastisch und schwierig. Wir wussten beide, dass Diäten jeder Art generell zum Scheitern verurteilt sind. Doch nun, da wir uns eingehend damit beschäftigt, es auch selbst versucht haben, sind wir vom bemerkenswerten Potenzial des Fastens überzeugt. Wie es einer der für dieses Buch befragten medizinischen Fachleute ausdrückt:

»Sie können für Ihren Körper nichts tun, was auch nur annähernd so wirkungsvoll ist wie Fasten.«

Fasten: Eine uralte Idee, eine moderne Methode

Fasten ist nichts Neues. Wie wir im nächsten Kapitel feststellen werden, ist Ihr Körper auf Fasten ausgelegt. Unsere Evolution fand zu einer Zeit statt, in der Nahrung knapp war. Wir sind das Ergebnis eines jahrtausendelangen Wechsels von Überfluss und Hunger. Der Grund, warum wir so gut auf Intervallfasten ansprechen, mag darin liegen, dass der Mensch unter Verhältnissen entstand, die dem mehr entsprechen als unsere drei Mahlzeiten pro Tag.

Fasten ist und bleibt natürlich für viele eine Glaubensfrage. Die Fastenzeiten vor Ostern, Jom Kippur und Ramadan sind nur einige besser bekannte Beispiele. Griechisch-orthodoxe Christen sind angehalten, 180 Tage im Jahr zu fasten. Der Heilige Nikolaj von Zicha meint dazu: »Gefräßigkeit macht einen Mann trübsinnig und ängstlich, doch Fasten macht ihn fröhlich und mutig«. Buddhistische Mönche fasten an jedem Neu- und Vollmond.

Bei uns scheinen dagegen viele Menschen die meiste Zeit über zu essen. Auch sind wir kaum jemals hungrig. Aber wir sind unzufrieden. Mit unserem Gewicht, unserem Körper, unserer Gesundheit.

Intervallfasten kann uns dem Kern der menschlichen Natur wieder näherbringen. Es ist nicht nur ein Weg zur Gewichtsabnahme, sondern auch zu langfristiger Gesundheit und anhaltendem Wohlbefinden. Wissenschaftler beginnen gerade erst zu entdecken und zu beweisen, wie wirkungsvoll Fasten sein kann.

Dieses Buch präsentiert neueste Forschungsergebnisse. Es entstand aufgrund der Wirkung, die diese auf unsere derzeitigen Ansichten über Gewichtsabnahme, Krankheitsabwehr und Langlebigkeit haben. Aber es ist auch ein Ergebnis unserer persönlichen Erfahrungen.

Beides ist hier relevant – Labor und Leben. Daher untersuchen wir das Intervallfasten aus zwei einander ergänzenden Perspektiven. Zunächst erklärt Michael, der seinen Körper und seine medizinische Ausbildung einsetzte, um die potenzielle Wirkung zu überprüfen, die wissenschaftlichen Grundlagen des Intervallfastens (IF) und der 5:2-Diät. Diese stellte er im Sommer 2012 der Öffentlichkeit vor.

Dann liefert Mimi eine praktische Anleitung für eine unbedenkliche, effektive und praktikable Umsetzung, die sich mühelos in den normalen Tagesablauf einfügt. Im Einzelnen geht sie darauf ein,

- wie sich Fasten anfühlt
- was man langfristig davon erwarten kann und
- was man wann essen kann.

Sie bietet uns zahlreiche Tipps und Strategien an, wie wir mit einfachen Diätvorschriften den größten Nutzen erzielen.

Wie Sie noch sehen werden, veränderte die Fast Diet unser beider Leben. Wir hoffen, dass das auch bei Ihnen eintritt.

Michaels Motivation: Eine männliche Perspektive

Ich bin ein 55-jähriger Mann und war, bevor ich mit der Erprobung des Intervallfastens begann, leicht übergewichtig: Bei einer Größe von 1,80 Metern wog ich etwa 85 Kilogramm und hatte einen Body-Mass-Index (BMI) von 26. Das brachte mich in die Kategorie Übergewicht. Bis zu einem Alter von etwa 35 Jahren war ich schlank. Doch wie viele Menschen hatte ich allmählich zugenommen, etwa ein halbes Kilogramm pro Jahr. Das klingt nicht besonders viel. Aber nach einigen Jahrzehnten war mein Gewicht immer mehr geworden. Langsam wurde mir klar, dass ich allmählich meinem Vater ähnlich wurde, der ein Leben lang mit seinem Gewicht gekämpft hatte und bald nach seinem 70. Geburtstag an den Folgeerscheinungen seines Diabetes gestorben war. Bei seiner Beerdigung hatten viele seiner Freunde angemerkt, wie ähnlich ich ihm geworden war.

Während ich eine Dokumentation für die BBC machte, unterzog ich mich glücklicherweise einer MRT-Untersuchung (Magnetresonanztomografie). Dabei zeigte sich, dass ich ein ASIF bin – außen schlank, innen fett. Viszerales Fett, also Fettgewebe im inneren Bauchraum, ist die gefährlichste Art von Fett, weil es die inneren Organe umgibt und das Risiko für Herzerkrankungen und Diabetes erhöht. Später zeigte eine Blutuntersuchung, dass auch der Cholesterinwert stark erhöht war und ich mich auf dem Weg zu einem Diabetes befand. Keine Frage, ich musste etwas dagegen unternehmen. Ich versuchte es mit den Standardempfehlungen, ohne große Wirkung. Gewicht und Blutwerte blieben in der »Gefahrenzone«.

Ich hatte nie zuvor eine Diät versucht, weil ich noch keine gefunden hatte, die ich für wirksam hielt. Ich war Zeuge, wie mein Vater jede Art von Diät versuchte, von Scarsdale über Atkins, von der Cambridge-Diät bis zur »Drinking Man's Diet«. Er hatte mit jeder einzelnen abgenommen, aber dann innerhalb weniger Monate alles wieder zugenommen – und noch ein bisschen mehr.

Anfang 2012 sprach mich Aidan Laverty, Redakteur der naturwissenschaftlichen BBC-Serie *Horizon*, an, ob ich als Testperson bei der Erforschung des wissenschaftlichen Hintergrunds einer Lebensverlängerung mitmachen würde. Ich war nicht sicher, was dabei herauskommen würde. Doch zusammen mit Produzentin Date Dart und Wissenschaftler Roshan Samarasinghe konzentrierten wir uns rasch auf Kalorienreduktion und Fasten als Erfolg versprechende Untersuchungsbereiche.

Eine Kalorienreduktion ist eine ziemliche Herausforderung gegen die eigene Natur. Sie bedeutet, dass man sehr viel weniger isst, als man es normalerweise gern würde, und zwar an jedem einzelnen Tag eines (hoffentlich) langen Lebens. Warum Menschen sich das antun – nun, es ist die einzige Intervention, die die Lebensdauer nachweislich erhöht, zumindest bei Tieren. Es gibt international mindestens 10 000 KRONies (*K*alorien*r*eduktion bei *o*ptimaler *N*ahrung). Ich habe schon ziemlich viele von ihnen kennengelernt. Trotz ihres allgemein fabelhaften biochemischen Profils kam ich nie ernsthaft in Versuchung, mich ihren mageren Reihen anzuschließen. Ich habe weder die Willenskraft noch den Wunsch, auf Dauer eine extrem kalorienarme Diät einzuhalten.

Daher war ich entzückt, als ich das Intervallfasten (IF) entdeckte, bei dem man zwar weniger Kalorien zu sich nimmt, aber *nur an manchen Tagen*. Wenn die Wissenschaft recht hätte, böte es die Vorteile der Kalorienreduktion und täte nicht weh.

Also reiste ich durch die USA und traf führende Wissenschaftler, die mich großzügig mit ihren Forschungsarbeiten und Ideen bekannt machten. Dass Intervallfasten keine Modeerscheinung war, stand außer Frage. Doch es sollte nicht so einfach sein, wie ich ursprünglich gehofft hatte. Wie Sie später im Buch sehen werden, gibt es viele verschiedene Formen von Intervallfasten. Bei manchen isst man 24 Stunden oder länger gar nichts. Bei anderen eine einzige, kalorienarme Mahlzeit pro Tag – und das an jedem zweiten Tag. Ich versuchte beide, konnte mir aber nicht vorstellen, das auf Dauer durchzuhalten. Es war mir einfach zu hart.

Stattdessen beschloss ich, meine eigene, modifizierte Version zu schaffen und zu testen. An fünf Tagen der Woche wollte ich normal essen, an den restlichen zwei würde ich ein Viertel meiner normalen Kalorienmenge zu mir nehmen (also 600 Kilokalorien).

Ich teilte die 600 Kilokalorien auf zwei Mahlzeiten auf – etwa 250 Kilokalorien zum Frühstück und 350 Kilokalorien zu Mittag – und fastete so zwölf Stunden am Stück. Auch wollte ich meine Fastentage verteilen: Ich würde am Montag und am Donnerstag fasten. Ich wurde zu meinem eigenen Experiment.

Die Sendung *Essen, fasten, länger leben* (*Eat, Fast, Live Longer*) beschrieb meine Erlebnisse mit der von uns nun als 5:2-Diät bezeichneten Ernährung. Sie wurde von der BBC während der Olympischen Spiele in London im August 2012 ausgestrahlt. Ich erwartete, dass sie im Medienrummel um Olympia untergehen würde. Doch stattdessen rief sie ihren eigenen »Rummel« hervor. Das Programm erreichte mehr als 2,5 Millionen Menschen – ein Riesenpublikum für *Horizon* – und Hunderttausende mehr über YouTube®. Mein Twitter®-Konto lief heiß, die Anzahl meiner Anhänger verdreifachte sich. Jeder wollte meine Version des Intervallfastens versuchen, alle wollten wissen, was dafür zu tun sei.

Die Zeitungen nahmen sich der Geschichte an. Artikel erschienen in der *Times* (London) und anderen großen britischen Tageszeitungen. Bald darauf schlossen sich Zeitungen auf der ganzen Welt an – in New York, Los Angeles, Paris, Madrid, Montreal, Islamabad und Neu-Delhi. Online-Gruppen wurden eingerichtet, Speisepläne und Erfahrungen ausgetauscht, durch Chatrooms schwirrte das Thema Fasten. Die Menschen begannen, mich auf der Straße anzuhalten und mir von ihren Erfolgen mit der 5:2-Diät zu erzählen. Sie schickten auch detaillierte E-Mails mit ihren Erfahrungen. Darunter waren überraschend viele von Ärzten. Wie ich waren sie anfänglich skeptisch gewesen, hatten die Fast Diet selbst ausprobiert und festgestellt, dass sie funktionierte, woraufhin sie das Diät-Konzept ihren Patienten empfahlen. Sie wollten Informationen, Speisepläne, nähere Angaben über die wissenschaftliche Forschung für eine eingehende Prüfung. Ich sollte ein Buch schreiben. Aber ich ließ mich zuerst nicht festnageln, zauderte und fand schließlich eine Mitautorin: Mimi Spencer. Sie schien mir sympathisch und vertrauenswürdig, sie kannte sich gut mit Ernährung aus. So kam zustande, was Sie hier lesen.

Über Michael

Meine ärztliche Ausbildung absolvierte ich am *Royal Free Hospital* in London. Nach meinem Examen begann ich als Regieassistent bei der BBC. In den vergangenen 25 Jahren machte ich zahlreiche wissenschaftliche und geschichtliche Dokumentationen für die BBC, zunächst hinter der Kamera, später davor. Ich war leitender Produzent für *QED* (eine Wissenschaftsdokumentation), *Trust Me, I'm a Doctor* (eine satirische Dokumentation über das Gesundheitssystem) und *Superhuman* (eine medizinische Dokumentation). Ich plante und leitete die Produktion vieler Sendungen für die BBC und für Discovery Channel. Bei einem Dutzend BBC-Serien fungierte ich als Moderator. Derzeit arbeite ich an drei neuen Serien und als wissenschaftlicher Moderator.

Ich erhielt zahlreiche Preise, wurde beispielsweise von der *Britischen Medizinischen Gesellschaft* zum Medizinjournalisten des Jahres gewählt.

Mimis Motivation: Eine weibliche Perspektive

Ich begann mit Intervallfasten, als ich den Auftrag erhielt, für die *Times* ausführlich über Michaels Sendung *Horizon* zu schreiben. Bis dahin hatte ich nie von Intervallfasten gehört. Die Idee gefiel mir sofort. Den seltsamen Verrenkungen der Modeindustrie, dem Geschäft mit Schönheit und Diäten stand ich nach zwei Jahrzehnten Berufserfahrung ziemlich skeptisch gegenüber.

Ich hatte schon zuvor Diäten versucht – welche Frau über vierzig hätte das nicht? Zunächst hatte ich Gewicht und dann den Glauben verloren und alles wieder zugenommen. Zwar war ich nie übergewichtig gewesen, wollte aber schon lange die hartnäckigen drei bis vier Kilogramm loswerden, die noch aus der Schwangerschaft stammten. Die Diäten, mit denen ich es versuchte, waren immer zu schwer durchzuhalten, zu kompliziert, zu langweilig, zu hart, zu einseitig, zu dominierend. Sie raubten meinem Leben die angenehmen Aspekte. Es gab nichts, was ich umsetzen und in mein Leben als Mutter, berufstätige Frau und Ehefrau einbauen konnte.

Jahrelang hatte ich behauptet, Diäten seien dumm, ihr Scheitern wäre bei all den Einschränkungen und Entbehrungen vorprogrammiert. Doch das hier fühlte sich sofort anders an. Die wissenschaftlichen Daten waren reichlich und überzeugend. Die Medizinwelt äußerte sich positiv. Das war für mich entscheidend. Die Wirkung bei Michael und bei anderen war beeindruckend, fast unglaublich. In seiner *Horizon*-Sendung sprach Michael vom »Beginn einer großen Entdeckung, welche die Gesundheit der Nation radikal verändern konnte.« Ich konnte nicht widerstehen. Ich wusste auch nicht, worauf ich warten sollte.

Die wissenschaftlichen Daten waren reichlich und überzeugend. Die Medizinwelt äußerte sich positiv. Das war für mich entscheidend.

Nun bin ich seit Monaten, also seit dem *Times*-Artikel, treue Anhängerin dieser Diät. Strenggläubige Anhängerin, wenn man es genau nimmt. Ich mache die Fast Diet seitdem, merke es aber kaum noch. Zu Beginn wog ich 60 Kilogramm. Bei einer Größe von 1,70 Metern war mein BMI etwa 21,4. Während ich dies schreibe, wiege ich 54 Kilogramm und habe einen BMI von 19,4. Ich bin »erleichtert«. Ich fühle mich leicht, schlank und lebendig. Fasten gehört zu meinem Wochenablauf, ich tue es automatisch, ohne großes Aufheben.

Ich fühle mich leicht, schlank und lebendig.

Nach sechs Monaten bin ich voller Schwung, Energie und Lebensfreude, meine Haut ist schön klar. Und ich habe – ich muss es loswerden – neue Jeans und keine Angst mehr vor Sommer und Bikini. Wichtiger ist aber vermutlich, dass ich die langfristigen Vorteile kenne. Ich tue das Beste für meinen Körper und mein Gehirn. Das ist etwas sehr Persönliches, doch man sollte es nicht verschweigen.

Über Mimi

Ich schreibe seit 20 Jahren in britischen Zeitungen und Zeitschriften über Mode, Essen und Fitness, beginnend mit *Vogue*, dann *The Guardian*, *The Observer* und dem *London Evening Standard*, von dem ich im Jahr 2000 zur britischen Modejournalistin des Jahres gewählt wurde. Derzeit habe ich eine Kolumne im You-Magazine der *Mail on Sunday* und schreibe regelmäßig für das Feuilleton in *The Saturday Times*. 2009 schrieb ich ein Buch: *101 Dinge, die Sie probieren müssen, bevor Sie Diät machen*. Darin kommt meine Abneigung gegen Modediäten, die scheinbar immer scheitern, zum Ausdruck. Intervallfasten ist das einzige Konzept in 20 Jahren, mit dem ich abnehmen und mein Gewicht halten kann. Und erst die Anti-Aging-Wirkung für die Gesundheit!

Die Fast Diet: Was sie kann, was sie verspricht

Wir wissen, dass bei vielen Menschen übliche Diät-Empfehlungen nicht helfen. Die Fast Diet ist eine radikale Alternative. Ich denke, sie hat das Potenzial, unsere Einstellung zu Essen und Gewichtsabnahme zu verändern.

- Die Fast Diet erfordert ein Nachdenken darüber, *was* wir essen und *wann* wir es essen.
- Es gibt keine komplizierten Regeln; die Strategie ist flexibel, verständlich und leicht umzusetzen.
- Es gibt keine tägliche Kalorienbeschränkung, keine Langeweile, keinen Frust, keine Dauerverbote.

- Ja, sie ist mit Fasten verbunden, aber nicht mit herkömmlichem Fasten; Sie werden niemals »hungern«.
- Sie werden Ihre Lieblingsspeisen weiterhin genießen können – an den meisten Tagen.
- Wenn das Gewicht reduziert ist, sorgt das Grundprogramm dafür, dass es so bleibt.
- Gewichtsabnahme ist nur eine positive Wirkung der Fast Diet. Der wirkliche Gewinn sind die potenziellen langfristigen Effekte für die Gesundheit: das reduzierte Risiko für verschiedenste Erkrankungen, von Diabetes über Herzerkrankung bis Krebs.
- Sie werden sehr bald herausfinden, dass die Fast Diet keine typische Diät ist, eher eine dauerhaft lebbare Strategie für ein gesundes, langes Leben.

Vermutlich wollen Sie nun wissen, wie wir so etwas behaupten können. Michael erklärt im nächsten Kapitel, wie der wissenschaftliche Stand zur Fast Diet derzeit ist.

1. Die Wissenschaft des Fastens

Für die meisten Tiere in der Wildnis sind Überfluss und Hungerperioden die Norm. Unsere fernen Vorfahren aßen selten vier- oder fünfmal am Tag. Sie jagten, verschlangen die Beute, lagerten und mussten dann lange Phasen ohne jede Nahrung aushalten. Unser Körper und unsere Gene entstanden unter Bedingungen des Mangels, unterbrochen vom gelegentlichen »großen Fressen«.

Heutzutage sieht es anders aus. Wir essen die ganze Zeit. Fasten – der freiwillige Verzicht auf Nahrung – wird eher als exzentrisch angesehen und obendrein als ungesund. Die meisten von uns gehen davon aus, dass sie zumindest drei Mahlzeiten pro Tag erhalten und dazwischen einige nicht zu knappe »Kleinigkeiten«. Zwischen den Mahlzeiten und Snacks organisieren wir uns noch: einen Cappuccino mit viel Milch, den einen oder anderen Keks, vielleicht auch einen Smoothie, der ja »gesünder« ist.

Es gab einmal eine Zeit, da lernten Kinder von ihren Eltern, dass sie zwischen den Mahlzeiten nicht essen sollten. Diese Einstellung ist lange vorbei. Neuere Studien untersuchten die Essgewohnheiten von 28 000 Kindern und 36 000 Erwachsenen im Verlauf der letzten 30 Jahre. Sie zeigen, dass sich die Zeit zwischen den »Essgelegenheiten«, wie die Forscher es treffend bezeichnen, im Schnitt um eine Stunde verkürzt hat. Mit anderen Worten, in den letzten paar Jahrzehnten wurde die Zeit, in der wir »nicht essen«, dramatisch weniger.[1] In den Siebzigerjahren hielten Erwachsene etwa viereinhalb Stunden ohne zu essen durch, Kinder etwa vier Stunden. Das hat sich nun auf dreieinhalb Stunden bei Erwachsenen und drei Stunden bei Kindern verringert, wobei Getränke und Naschen hier nicht berücksichtigt sind.

Die Vorstellung, häufig kleine Mengen zu essen wäre »etwas Gutes«, wurde zum Teil von Snack-Herstellern und Modediäten gefördert, fand aber auch Unterstützung durch die Schulmedizin. Sie argumentieren damit, dass man besser viele kleine Mahlzeiten essen sollte, damit man nicht so leicht hungrig wird und dann fettreiches Junkfood verdrückt. Das Argument ist nachvollziehbar. Es gibt auch Studien, die belegen, dass regelmäßige kleine Mahlzeiten gesundheitliche Vorteile bringen, solange man dadurch nicht insgesamt mehr isst. Leider passiert in Wirklichkeit genau das.

In der oben zitierten Studie fanden die Autoren heraus, dass wir verglichen mit Essgewohnheiten vor 30 Jahren etwa 180 Kilokalorien pro Tag zusätzlich in Form von Snacks verzehren und bei den traditionellen Mahlzeiten durchschnittlich 120 Kilokalorien pro Tag mehr essen. Snacks, größtenteils in Form von Milchgetränken, Smoothies, Erfrischungsgetränken, scheinen nicht dafür zu sorgen, dass wir zu den Mahlzeiten weniger essen; sie machen stattdessen Appetit.

Den ganzen Tag zu essen ist mittlerweile so normal, so üblich, dass es beinahe schockieren mag, wenn jemand andeutet, genau das Gegenteil sei sinnvoll. Als ich mit dem Fasten begann, bemerkte ich Überraschendes – über mich selbst, meine Ansichten, meine Einstellung zum Essen.

- Ich stellte fest, dass ich häufig ohne Grund esse, einfach weil das Angebot da ist. Ich befürchte, später hungrig zu werden oder esse einfach aus Gewohnheit.
- Ich hatte angenommen, dass Hunger wächst und wächst, bis er unerträglich wird, sodass man schließlich das Gesicht in einen Eimer Eiscreme taucht. Stattdessen realisierte ich, dass Hunger vorübergeht, dass Hunger seinen Schrecken verliert, wenn man einmal richtig hungrig war.
- Ich hatte angenommen, Fasten würde mich zerstreut machen, mir die Konzentration nehmen. Doch ich fand heraus, dass es meine Sinne schärft und mein Gehirn besser arbeiten lässt.
- Ich hatte befürchtet, ich könnte mich die meiste Zeit schwach fühlen. Doch ich merkte, dass der Körper unglaublich anpassungsfähig ist. Viele Athleten befürworteten mir gegenüber ein Training während des Fastens.
- Ich hatte befürchtet, Fasten wäre unglaublich schwer. Das ist es nicht.

Ich hatte angenommen, Fasten würde mich zerstreut machen, mir die Konzentration nehmen. Doch ich fand heraus, dass es meine Sinne schärft und mein Gehirn besser arbeiten lässt.

Warum ich damit begann

Wenngleich die meisten großen Religionen Fasten beinhalten (eine Ausnahme sind Sikhs, sie erlauben es aber für medizinische Zwecke), hielt ich das immer für eine Methode, sich selbst und seinen Glauben auf die Probe zu stellen. Eine spirituelle Wirkung erschien mir einleuchtend, aber bei körperlichen Vorteilen war ich zutiefst skeptisch.

Über die Jahre hatten schon einige gesundheitsbewusste Freunde versucht, mich zum Fasten zu bringen, doch ich konnte ihren Erklärungen, sie wollten »ihrer Leber Erholung gönnen« oder »Giftstoffe ausleiten«, keinen Glauben schenken. Keine Erklärung erschien einem medizinisch ausgebildeten Skeptiker wie mir zutreffend. Ich erinnere mich an einen Freund, der erzählte, nach einigen Fastenwochen wäre sein Harn schwarz geworden, was bewiesen hätte, dass Giftstoffe ausgeschieden wurden. Ich betrachtete es als Beweis, dass er ein unwissender Hippie war, und dass das, was beim Fasten in seinem Körper ablief, extrem schädlich war.

Wie ich bereits in der Einleitung schrieb, gab eine Kombination aus persönlichen Faktoren – Mitte fünfzig, Blutzuckerwerte erhöht, leichtes Übergewicht – und wissenschaftlichen Erkenntnissen, die nachfolgend angeführt werden, mir den Anstoß, es mit Fasten zu versuchen.

Was uns nicht schadet, macht uns stärker

Es gab einige Forscher, die mich in verschiedener Weise inspirierten. Ganz besonders trifft dies aber auf Dr. Mark Mattson vom *National Institute on Aging* (Alterungsforschung) in Bethesda (USA) zu. Vor einigen Jahren schrieb er zusammen mit Edward Calabrese den Artikel »Wenn ein wenig Gift gut für Sie ist«[2], der mich wirklich nachdenklich machte. Der Titel ist eine bildhafte Beschreibung für die Theorie der Hormesis – die Vorstellung, eine Belastung oder ein Giftstoff geringer Dosis könne das betroffene Lebewesen stärker machen. Hormesis variiert nicht bloß das alte Motto »Komm zum Militär, damit du ein Mann wirst«, sie ist mittlerweile eine anerkannte biologische Erklärung für Abläufe auf Zellebene.

Nehmen wir als Beispiel körperliches Training. Wer läuft oder Gewichte hebt, schädigt im Grunde seine Muskeln, indem er dort kleine Risse verursacht. Wer nicht völlig übertreibt, veranlasst seinen Körper jedoch zur Reparatur, wodurch die Muskeln allmählich stärker werden.

Gemüse ist ein anderes Beispiel. Wir wissen alle, dass wir viel Obst und Gemüse essen sollten, weil es reich an Antioxidantien ist. Antioxidantien sind toll, sie machen die gefährlichen freien Radikale im Körper unschädlich.

Das Problem an dieser weithin akzeptierten Erklärung der positiven Wirkung von Obst und Gemüse ist nur, dass sie ziemlich sicher falsch oder zumindest lückenhaft ist. Die Menge an Antioxidantien in Obst und Gemüse ist viel zu gering, um damit die nachgewiesene Wirkung zu erzielen.

Außerdem konnten Versuche, Antioxidantien aus Pflanzen zu extrahieren und in konzentrierter Form als gesundes Ergänzungspräparat zu verabreichen, langfristig nicht überzeugen. Betacarotin in Form einer Möhre ist zweifellos gut für Sie. Betacarotin, das aus der Möhre genommen und Krebspatienten als Präparat verabreicht wurde, schien tatsächlich eine Verschlechterung zu bewirken.

Einen Hinweis auf die völlig andere Wirkungsweise von Gemüse bietet der Blickwinkel der Hormesis.

Nehmen sie dieses scheinbare Paradoxon: Bitterer Geschmack ist in der Natur oft mit Gift verbunden, also zu meiden. Pflanzen produzieren eine große Zahl an sogenannten sekundären Pflanzenstoffen. Einige davon fungieren als natürliche Pflanzenschutzmittel, beispielsweise Bitterstoffe, die Säugetiere wie uns vom Verzehr abhalten sollen. Dass sie bitter schmecken, ist ein deutliches Warnsignal: »Finger weg.« Es gibt also triftige, in unserer Evolution verankerte Gründe, warum wir bitter schmeckende Nahrung nicht mögen und meiden. Einige der Gemüsesorten jedoch, die besonders gut für uns sind, wie etwa Weiß- oder Rotkohl, Blumenkohl, Brokkoli und andere Angehörige der Familie der Kohlgewächse, schmecken so bitter, dass es sogar uns Erwachsenen schwerfällt, sie zu mögen.

Die Lösung für dieses Paradoxon besteht darin, dass diese Pflanzen bitter schmecken, weil sie giftige Substanzen enthalten. Dass sie uns nicht schaden, liegt daran, dass diese Substanzen in solch geringen Mengen enthalten sind, dass sie nicht giftig wirken. Stattdessen aktivieren sie Stressreaktionen und Gene, die schützen und reparieren.

Fasten und Hormesis

Wenn man die Dinge so betrachtet, wird bald klar, dass vieles, was wir anfangs als unangenehm empfinden – bitteres Gemüse essen, laufen gehen, Intervallfasten –, alles andere als schädlich ist. Die Herausforderung selbst scheint Teil des Nutzens zu sein. Aus der Tatsache, dass längeres Hungern eindeutig sehr schlecht für uns ist, folgt noch nicht, dass kurze Perioden des Intervallfastens ein bisschen schlecht für uns sind. Ganz im Gegenteil!

Dr. Valter Longo, Direktor des *Longevity Institute* (Institut für Langlebigkeit) der Universität Südkalifornien (USA) beseitigte hier jeden Zweifel. Er forscht in erster Linie im Bereich Altern, insbesondere nach Methoden zur Reduktion des Risikos für altersbedingte Krankheiten wie Krebs und Diabetes.

Ich suchte Valter auf, weil er international als Experte gilt und weil er sich freundlicherweise bereit erklärt hatte, mein Fasten-Mentor zu werden, der mich inspiriert und mich durch meine erste Fastenerfahrung begleitet.

Valter studiert das Fasten schon seit vielen Jahren und ist außerdem selbst begeisterter Anhänger. Er lebt seinen Forschungsergebnissen gemäß und erfreut sich mit jener proteinarmen, gemüsereichen Ernährung, die seine Großeltern in Süditalien genießen, bester Gesundheit. Es ist vielleicht kein Zufall, dass seine Großeltern in einem Teil Italiens leben, in dem es außerordentlich viele sehr alte Menschen gibt.

Valter hält eine ziemlich strenge Diät. Dabei lässt er auch

das Mittagessen aus, um nicht zuzunehmen. Darüber hinaus fastet er etwa alle sechs Monate über mehrere Tage. Er ist groß, schlank, energiegeladen und italienisch – ein geeignetes Fotomodell für angehende Fastenjünger.

Der wichtigste Grund für seine Begeisterung für das Fasten ist, dass seine Forschungen und die anderer zeigen, welche außergewöhnliche Bandbreite an messbaren gesundheitlichen Vorteilen man damit erzielen kann. Der Verzicht auf Nahrung für kurze Phasen aktiviert eine Reihe sogenannter Reparaturgene, die, wie er ausführt, langfristige Vorteile bringen. »Es gibt viele erste Hinweise, dass regelmäßige Fastenperioden lang andauernde Veränderungen bewirken können, die gegen Alterung und Erkrankungen helfen«, erklärte er. »Nehmen wir einen Menschen, lassen wir ihn fasten, nach 24 Stunden ist alles revolutionär anders. Auch mit einem Medikamenten-Cocktail, hochwirksamen Medikamenten, kann man niemals auch nur annähernd bewirken, was Fasten erzielt. Das Schöne am Fasten ist, dass alles koordiniert abläuft.«

»Es gibt viele erste Hinweise, dass regelmäßige Fastenperioden lang andauernde Veränderungen bewirken können, die gegen Alterung und Erkrankungen helfen.«

Fasten und Langlebigkeit

Die meisten frühen Langzeitstudien über die Vorteile des Fastens wurden an Nagetieren durchgeführt. Wir gewannen daraus wichtige Einblicke in molekulare Mechanismen, die dem Fasten zugrunde liegen.

In einer frühen Studie aus dem Jahr 1945 ließ man Ratten fasten – entweder an einem von vier, an einem von drei oder an einem von zwei Tagen. Die Forscher stellten fest, dass die fastenden Ratten länger lebten als die Kontrollgruppe, und dass sie umso länger lebten, je mehr sie fasteten. Es zeigte sich auch, dass die fastenden Ratten im Gegensatz zu den Ratten mit beschränkten Kalorien nicht körperlich verkümmert waren.[3] Seither bestätigten zahlreiche Studien den Nutzen des Fastens, zumindest bei Nagern. Aber warum hilft Fasten? Welcher Mechanismus wirkt hier?

Valter stehen genetisch manipulierte Mäuse, sogenannte Dwarf- oder Laron-Mäuse, zur Verfügung, die er mir mit Freude zeigte. Diese Mäuse sind kleinwüchsige Mutanten. Sie halten den Rekord für verlängertes Leben bei Säugetieren. Mit anderen Worten, sie leben erstaunlich lange.

Eine herkömmliche Maus lebt nicht so lange, vielleicht zwei Jahre. Laron-Mäuse leben beinahe doppelt so lange, viele fast vier Jahre, wenn ihre Kalorienaufnahme eingeschränkt wird. Das würde hochgerechnet für den Menschen einem Alter von fast 170 Jahren entsprechen.

Faszinierend an den Laron-Mäusen ist nicht nur, wie lange sie leben, sondern auch, dass sie sich in ihrem sehr langen Leben bester Gesundheit erfreuen. Sie neigen scheinbar nicht zu Diabetes oder Krebs. Wenn sie sterben, dann meist aus Altersschwäche. Valter erzählte, es wäre bei einer Autopsie oftmals unmöglich, eine Todesursache zu finden. Die Mäuse fallen einfach tot um.

Der Grund für den kleinen Wuchs und die Langlebigkeit dieser Mäuse ist eine genetische Manipulation, durch die ihr Körper nicht auf ein als IGF-1, insulinähnlicher Wachstumsfaktor 1, bezeichnetes Hormon reagiert. IGF-1 wirkt, wie der Name sagt, wachstumsfördernd auf beinahe jede Zelle im Körper. Es hält also unsere Zellen ständig aktiv. Solange wir jung und im Wachstum sind, brauchen wir entsprechende Mengen von IGF-1 und anderen Wachstumsfaktoren, doch hohe Wachstumshormonspiegel in höherem Alter scheinen zu vorzeitiger Alterung und Krebs zu führen. Valter beschreibt es als Fahren mit durchgedrücktem Gaspedal, sodass das Auto ununterbrochen zur Höchstleistung getrieben wird. »Stellen Sie sich vor, Sie bringen Ihren Wagen nicht gelegentlich in die Werkstatt zur Wartung und Reparatur, sondern fahren und fahren und fahren. Das Auto wird das natürlich nicht aushalten.«

Valters Arbeit ist darauf ausgerichtet herauszufinden, wie wir möglichst viel und so rasch wie möglich »fahren« können, während wir das Leben genießen. Er meint, die Antwort wäre periodisches Fasten. Denn ein Wirkmechanismus des Fastens besteht darin, dass der Körper die Produktion von IGF-1 zurückfährt.

Nachweise dafür, dass IGF-1 eine wichtige Rolle bei altersbedingten Krankheiten spielt, gibt es nicht nur bei genetisch veränderten Nagetieren wie den Laron-Mäusen, sondern auch bei Menschen. In den letzten sieben Jahren untersuchte Valter eine Dorfgemeinschaft in Ecuador, in der ein genetischer Defekt mit der Bezeichnung »Laron-Syndrom« oder »Kleinwuchs durch Wachstumshormonresistenz« auftritt. Dies ist ein extrem seltener Defekt, von dem weniger als 350 Menschen weltweit betroffen sind. Menschen mit Laron-Syndrom weisen eine Mutation im Wachstumshormonrezeptor (GHR) und sehr niedrige IGF-1-Spiegel auf. Die genetisch manipulierten Laron-Mäuse haben eine ähnliche GHR-Mutation.

Die Dorfbewohner mit Laron-Syndrom sind normalerweise ziemlich klein, viele unter 1,20 Meter. Was am meisten erstaunt, ist jedoch, dass sie – wie die Laron-Mäuse – weitverbreitete Krankheiten wie Diabetes und Krebs nicht bekommen. Valter sagt, sie würden seit vielen Jahren beobachtet, er hätte aber noch keinen einzigen Fall gehabt, in dem jemand mit Laron-Syndrom an Krebs gestorben wäre. Doch ihre Verwandten ohne Laron-Syndrom, oft im selben Haushalt lebend, erkranken sehr wohl an Krebs.

Wer hofft, IGF-1 wäre der Schlüssel zur Unsterblichkeit, wird enttäuscht sein, denn Menschen mit Laron-Syndrom leben – anders als die Mäuse – nicht außergewöhnlich lange. Sie werden sehr wohl alt, aber nicht extrem alt. Valter führt das darauf zurück, dass sie eher das Leben genießen, als sich um ihre Lebensweise zu sorgen. »Sie rauchen, nehmen viele Kalorien zu sich und sagen dann ungerührt: ›Ach, das spielt keine Rolle, ich bin immun.‹«

Valter meint, sie würden lieber tun, was ihnen Spaß macht, und mit 85 sterben, als bewusster zu leben und vielleicht über 100 Jahre alt zu werden. Er würde gern einige von ihnen überreden, sich eine gesündere Lebensweise anzueignen, um zu sehen, was passiert. Aber er weiß, dass er das Ergebnis nicht erleben würde.

Fasten und Reparaturgene

Fasten reduziert nicht nur die IGF-1-Spiegel, sondern scheint auch einige Reparaturgene anzuschalten. Warum das so ist, weiß man noch nicht genau. Aus der Evolution schließt man etwa Folgendes: Solange genügend Nahrung zur Verfügung steht, interessiert sich unser Körper in erster Linie für Wachstum, Sex und Vermehrung. Die Natur hat keine langfristigen Pläne für uns; sie investiert nicht in unser Alter. Sobald wir uns fortgepflanzt haben, werden wir entbehrlich. Was passiert, wenn Sie sich zum Fasten entschließen? Zunächst reagiert der Körper geschockt. Das Gehirn empfängt Signale, die Sie daran erinnern, dass Sie hungrig sind und sich auf Nahrungssuche begeben müssen. Doch Sie weigern sich. Nun folgert der Körper, dass Sie nicht mehr so viel und so oft essen wie gewöhnlich, weil Sie einer Hungersnot ausgesetzt sind.

In einer Hungersnot macht es keinen Sinn, Energie in Wachstum oder Sex zu investieren. Das Klügste, was der Körper nun tun kann, ist, seine kostbaren Energiespeicher zur Reparatur heranzuziehen, damit Sie halbwegs gut in Form bleiben, bis die Zeiten wieder besser werden. Folglich nimmt er nicht nur den Fuß vom Gaspedal, er begibt sich auch in das, was auf Zellebene einer Werkstatt entspricht.

Dort erhalten all die kleinen Genmechaniker den Befehl, die dringenden Wartungsarbeiten auszuführen, die bislang aufgeschoben wurden.

Kalorienbeschränkung bewirkt zum Beispiel, dass ein als »Autophagozytose« bezeichneter Vorgang in Gang kommt.[4] Autophagozytose, wörtlich »Sich-Selbst-Fressen«, ist ein Prozess, durch den der Körper alte, erschöpfte Zellen abbaut und wiederverwertet. Wie beim Auto ist es wichtig, beschädigte oder abgenutzte Teile zu entfernen, wenn alles weiterhin gut laufen soll.

Valter meint, dass die Mehrheit der Menschen mit einem BMI über 25 vom Fasten profitieren würde. Doch er findet auch, dass jeder, der eine mehr als eintägige Fastenkur plant, sich unter fachkundige Beobachtung begeben sollte. Mit seinen Worten: »Längeres Fasten ist eine extreme Intervention. Wenn es gut gemacht wird, kann es sehr viel für Sie bewirken. Wenn es nicht richtig gemacht wird, kann es heftig gegen Sie arbeiten.« Wenn jemand über mehrere Tage hinweg fastet, fällt der Blutdruck ab, und der Stoffwechsel wird gründlich umgestellt. Manche Menschen werden bewusstlos. Das ist nicht häufig, aber es kommt vor.

Einer von Valters Forschungsbereichen ist die Wirkung des Fastens auf Krebs (Näheres siehe Seite 58 ff.). Diese scheint bei länger andauerndem Fasten besser zu sein als bei Intervallfasten. Er weist darauf hin, dass der erste Versuch, mehrere Tage zu fasten, ein wenig mühsam sein kann. »Unser Körper ist an einen hohen Glukose- und Insulinspiegel gewöhnt. Er muss sich erst anpassen. Doch letztlich ist es nicht so schwer.«

Das Wort »letztlich« erfreute mich nicht wirklich, aber ich wusste, dass ich es versuchen musste. Es war eine Herausforderung, die ich bewältigen konnte, wie ich meinte. Hirn gegen Bauch. Kein Wettkampf.

Vier Tage fasten

Ich halte es weder für notwendig noch für besonders wünschenswert, dass die Fast Diet durch längeres Fasten eingeleitet wird. Weniger als 24 Stunden Fasten sind wenig riskant, wie bereits erwähnt, doch längere Fastenperioden sind nicht ganz ohne Risiko. Ich entschloss mich trotzdem zu vier einleitenden Fastentagen, weil ich mich in guten Händen wusste. Auch hatte ich kurz vor dem Treffen mit Valter meine IGF-1-Spiegel bestimmen lassen, sie waren hoch. Nicht sehr hoch, wie er sagte, aber am oberen Ende des Bereichs (siehe meine Daten Seite 70 ff.).

Hohe IGF-1-Werte sind mit mehreren Krebsarten assoziiert, darunter Prostatakrebs, mit dem mein Vater gekämpft hatte. Würden vier Fastentage etwas ändern?

Man hatte mich gewarnt, dass die ersten Tage hart sein würden. Danach würden sich die Wohlfühlsubstanzen bemerkbar machen, wie Valter sie nannte. Noch besser war, dass mein nächstes Fasten schon einfacher sein würde, weil Körper und Hirn sich erinnerten und wussten, was ablief.

Nach meiner Entscheidung für einige Tage Fasten musste noch geklärt werden, wie hart es sein sollte. Die Tradition des Fastens gibt es in verschiedenen Ländern. Bei den Russen bedeutet Fasten Wasser trinken, kalt duschen und sich bewegen, sonst nichts. Die Deutschen ziehen dagegen ein wesentlich sanfteres Fasten vor. Wenn Sie eine Fastenklinik in Deutschland aufsuchen, erhalten Sie vermutlich etwa 200 Kilokalorien pro Tag in angenehmer Umgebung.

Ich wollte Ergebnisse sehen, also entschied ich mich für einen britischen Kompromiss: Pro Tag wollte ich 25 Kilokalorien zu mir nehmen, auf kalte Duschen verzichten und versuchen, normal zu arbeiten.

Also genoss ich an einem warmen Montagabend meine letzte Mahlzeit, ein extrem sättigendes Abendessen aus Steak, Pommes frites und Salat und dazu ein Bier. Es schreckte mich ein wenig, dass ich an den nächsten vier Tagen nur Wasser, ungezuckerten Schwarztee und Kaffee sowie eine kleine Schale kalorienarme Suppe pro Tag zu mir nehmen würde.

Trotz allem, was ich vor meinem Fastenbeginn aus Erklärungen und Büchern wusste, befürchtete ich insgeheim, der Hunger würde immer, immer größer werden und an mir nagen, bis ich letztlich eine Bäckerei überfallen würde. Die ersten 24 Stunden waren nicht leicht, wie Valter vorausgesagt hatte, doch es wurde besser, nicht schlechter, wie er ebenfalls vorausgesagt hatte. Natürlich hatte ich Hunger, manchmal auch starken, doch wenn ich mich beschäftigte, ging er wieder weg.

In den ersten 24 Stunden des Fastens treten im Körper tiefgreifende Veränderungen ein. Die im Blut zirkulierende Glukose ist nach wenigen Stunden aufgebraucht. Wird sie nicht durch Nahrung ersetzt, greift der Körper auf Glykogen zurück, eine stabile Form der Glukose, die in Muskeln und Leber gespeichert wird.

Erst wenn die Glykogenspeicher verbraucht sind, wird die Fettverbrennung wirklich aktiviert. Dabei werden Fettsäuren in der Leber zerlegt und sogenannte Ketonkörper hergestellt. Diese Ketonkörper werden nun vom Gehirn anstelle der Glukose als Energiequelle herangezogen.

In den ersten 24 Stunden des Fastens treten im Körper tiefgreifende Veränderungen ein.

Die ersten beiden Fastentage können unangenehm sein, weil Körper und Gehirn sich an die Umstellung von Glukose und Glykogen auf Ketonkörper anpassen müssen. Daher können Sie dann Kopfschmerzen bekommen, die bei mir aber ausblieben. Vielleicht fällt Ihnen das Schlafen schwer. Auch das Problem hatte ich nicht. Mein größtes Problem beim Fasten lässt sich schwer in Worte fassen; es fühlte sich manchmal einfach »ungut« an. Genauer kann ich es nicht wirklich beschreiben. Ich fühlte mich nicht schwach, nur fehl am Platz.

Gelegentlich hatte ich Hunger, doch die meiste Zeit war ich überraschend gut gelaunt. Am dritten Tag kamen mir die Wohlfühlhormone zu Hilfe.

Am Freitag, dem vierten Tag, war ich beinahe enttäuscht, dass es bald vorüber war. Beinahe. Trotz Valters Warnungen, dass es unklug wäre, nach dem Fasten sofort Unmengen zu essen, organisierte ich mir einen Teller Speck mit Ei und legte los. Nach einigen Bissen war ich satt. Ich brauchte wirklich nicht mehr und ließ das Mittagessen aus.

An diesem Nachmittag ließ ich mich wieder untersuchen,

es zeigte sich, dass ich knapp 1,4 Kilogramm abgenommen hatte, ein wesentlicher Teil davon war Fett. Es freute mich auch, dass mein Blutzucker wesentlich niedriger und mein IGF-1-Wert, der ganz am oberen Ende des empfohlenen Bereichs gewesen war, gesunken war. Lauter gute Neuigkeiten. Ich hatte Fett abgebaut, meine Blutwerte sahen gut aus, und ich hatte gelernt, dass ich meinen Hunger im Zaum halten konnte. Valter war über die Veränderungen extrem erfreut, besonders über den Abfall des IGF-1-Wertes, was, wie er sagte, mein Krebsrisiko deutlich senken würde. Doch er warnte mich auch, diese Veränderungen wären nicht von Dauer, wenn ich meine alte Lebensweise wieder aufnahm.

Valters Forschungen deuten darauf hin, dass große Proteinmengen, wie wir sie mit der typisch westlichen Ernährungsweise zu uns nehmen, zu hohen IGF-1-Werten beitragen. Ich wusste, dass in Fleisch und Fisch Protein ist, doch der hohe Eiweißgehalt von Milch überraschte mich. Ich war es gewohnt, morgens einen Kaffee mit Magermilch zu trinken. Ich redete mir ein, mit Magermilch wäre das gesund. Leider enthält ein großer Caffè Latte mit Magermilch zwar wenig Fett, aber immerhin etwa 11 Gramm Protein. Empfehlenswert wäre aber, die offiziellen Richtlinien einzuhalten, die man zum Beispiel auf www.ernaehrung.de findet. Die Empfehlungen schwanken je nach Alter und Geschlecht. Sie liegen bei etwa 46 Gramm Protein für Frauen und bei 55 Gramm Protein für Männer zwischen 19 und 75 Jahren. Mir wurde klar, dass ich meinen Caffè Latte würde aufgeben müssen.

Fasten und Gewichtsabnahme

Eine Möglichkeit abzunehmen wäre eine längere Fastenperiode. Die beschriebenen vier Fastentage legte ich in erster Linie aus Neugierde ein. Zum Abnehmen würde ich dieses Fasten nicht empfehlen, weil es nicht nachhaltig ist. Die meisten Menschen verlieren bei längerem Fasten nicht nur Fett-, sondern auch Muskelmasse, wenn sie dabei nicht intensiv trainieren. Wenn sie dann aufhören (was unvermeidlich ist), besteht das Risiko, dass sie rasch wieder zunehmen.

Glücklicherweise führt das weniger drastische Intervallfasten, das wir Ihnen in diesem Buch genau vorstellen, zu stetigem Gewichtsverlust, der nachhaltig ist und ohne Muskelverlust erfolgt.

Alternierendes Fasten

Sehr ausführlich untersucht wurde das alternierende Fasten (AF). Dieses Fastensystem wird auch als »alternierendes modifiziertes Fasten« bezeichnet (alternate-day modified fasting, ADMF). Wie der Name andeutet, isst man dabei an jedem zweiten Tag nichts oder relativ wenig. Zu den wenigen Forschern, die in diesem Bereich Studien an Menschen durchführten, gehört Dr. Krista Varady von der Universität Illinois in Chicago (USA).

Krista ist schlank, charmant und sehr amüsant. Wir trafen uns in einem altmodischen amerikanischen Bistro, wo ich schuldbewusst einen Burger mit Pommes aß, während

Krista mir von einer der neuesten Studien erzählte, die sie mit freiwilligen Versuchspersonen durchgeführt hatte.[5] An Kristas Fastentagen durften Männer etwa 600, Frauen 500 Kilokalorien pro Tag zu sich nehmen. Bei diesem Schema werden alle Kalorien auf einmal konsumiert, meist zum Mittagessen. An den Nicht-Fastentagen (Essenstagen) kann man weitgehend essen, was man will.

Krista fand es überraschend, dass ihre Probanden dann nicht übermäßig viel aßen, obwohl es ihnen erlaubt war. »Als ich mit diesen Versuchsreihen begann, hatte ich gedacht, die Menschen würden am nächsten Tag 175 Prozent essen; sie würden alles wettmachen und nichts abnehmen. Doch die meisten essen etwa 110 Prozent, etwas mehr als gewöhnlich. Messungen gibt es noch keine, aber ich vermute, das hat mit der Magengröße zu tun, wie sehr er sich dehnen kann. Denn die doppelte Nahrungsmenge zu essen ist in Wahrheit ziemlich schwierig. Es lässt sich mit der Zeit schaffen; fettleibige Menschen haben irgendwann einen größeren Magen, in dem auch 5000 Kilokalorien am Tag Platz finden. Doch aus dem Stegreif ist das ziemlich schwer.«

In früheren Studien hatte sie die Versuchspersonen gebeten, sich fettarm zu ernähren. Doch Krista wollte wissen, ob AF auch funktionierte, wenn den Probanden die typisch amerikanische fettreiche Ernährung offenstand. Für ihre Studie fand sie 33 Freiwillige, deren BMI als adipös eingestuft werden konnte. Die meisten waren Frauen. Sie wendeten für acht Wochen alternierendes Fasten an. Vor Beginn wurden die Freiwilligen in zwei Gruppen geteilt. Eine sollte sich fettarm ernähren, mit fettarmen Milchprodukten, sehr magerem Fleisch und viel Obst und Gemüse. Die andere Gruppe durfte fettreiche Lasagne, Pizza und dergleichen essen, wie Amerikaner es typischerweise tun. Gewöhnlich nehmen Amerikaner mit ihrer Nahrung zwischen 35 und 45 Prozent Fett zu sich.

Wie Krista erklärte, waren die Ergebnisse überraschend. Forscher und Teilnehmer hatten angenommen, die fettarme Ernährung würde zu mehr Gewichtsabnahme führen als die fettreiche. Doch es war eher umgekehrt. Die Personen mit der fettreichen Ernährung nahmen durchschnittlich 5,59 Kilogramm ab, jene mit der fettarmen 4,19. Beide verloren etwa sieben Zentimeter Taillenumfang.

Krista meint, dass der Hauptgrund dafür die Diätdisziplin war. Die Teilnehmer der Gruppe mit der fettreichen Ernährung hielten sich viel häufiger daran, weil es ihnen wesentlich besser schmeckte. Und es war nicht bloß der Gewichtsverlust. In beiden Gruppen senkten sich der LDL-Cholesterin-Spiegel (»schlechtes Cholesterin«) und der Blutdruck eindrucksvoll. Das bedeutete, die Studienteilnehmer konnten ihr Risiko für Herz-Kreislauf-Erkrankungen, Herzinfarkt oder Schlaganfall verringern.

Krista möchte die Menschen nicht ermutigen, wertloses Zeug in sich hineinzustopfen. Es wäre ihr lieber, die Menschen würden beim AF mehr Obst und Gemüse essen. Das Problem dabei ist nur, dass Ärzte die Menschen seit Jahrzehnten zu gesünderem Leben aufrufen, ohne dass viele das beherzigt hätten, wie Krista bitter anmerkt. Sie meint, Ernährungsberater müssten eher berücksichtigen, was Menschen wirklich tun, als was sie tun sollten.

Ein anderer wesentlicher Vorteil des Intervallfastens ist, dass dabei keine Muskelmasse abgebaut wird, wie es bei einer normalen Kalorienreduktion der Fall wäre. Krista ist selbst nicht sicher, woran das liegt, und möchte darüber noch weiter forschen.

Zwei Tage fasten

Ein Problem des alternierenden Fastens ist, dass man es an jedem zweiten Tag tun muss – weshalb ich auch nicht so begeistert davon bin. Meiner Erfahrung nach kann das sozial und auch emotional schwierig werden. Die Woche hat keinen Rhythmus mehr, Freunde, Familie, andere Menschen generell können schwer verfolgen, wann man fastet und wann man isst.

Im Gegensatz zu Kristas Versuchspersonen war ich zu Beginn nicht sehr übergewichtig und wollte nicht sehr viel Gewicht in kürzester Zeit verlieren. Daher beschloss ich nach einer Versuchsphase mit AF, meine Fastentage auf zwei pro Woche zu reduzieren. Doch mehr darüber später in diesem Kapitel.

Ich kann nun auf eigene Erfahrungen zurückgreifen (siehe Seite 64 f.), ebenso auf die Erfahrungen Hunderter Menschen, die mir in den letzten Monaten schrieben. Doch welche Studien wurden mit zwei Fastentagen an Menschen durchgeführt?

Dr. Michelle Harvie, Ernährungsberaterin am *Genesis Breast Cancer Prevention Centre* in Manchester und Autorin des Buches *Die 2-Tage-Diät,* studierte in einigen Projekten die Wirkung von zwei Fastentagen an freiwilligen weiblichen Versuchspersonen. In einer neueren Studie teilte sie 115 Frauen auf drei Gruppen auf. Eine Gruppe sollte eine Mittelmeerdiät mit 1500 Kilokalorien halten und dabei Fettreiches und Alkohol meiden.[6] Eine zweite Gruppe sollte an fünf Tagen der Woche normal essen, an den anderen beiden jedoch nur 650 Kilokalorien und wenig Kohlenhydrate zu sich nehmen. Und die dritte Gruppe wurde angeleitet, an zwei Tagen der Woche Kohlenhydrate zu meiden, aber ohne Kalorienbeschränkung zu essen.

Nach drei Monaten hatten die Frauen mit den zweitägigen Diäten im Schnitt vier Kilogramm abgenommen, beinahe doppelt so viel wie jene mit der Vollzeitdiät, denn dort waren es im Schnitt nur 2,39 Kilogramm. Auch die Insulinresistenz hatte sich in der Zweitage-Fastengruppe signifikant verbessert (Näheres zu Insulin auf Seite 55 ff.).

Das Hauptaugenmerk von Michelles Arbeit ist auf eine Reduktion des Brustkrebsrisikos durch Ernährungsmaßnahmen gerichtet. Fettleibigkeit und starke Insulinresistenz sind Risikofaktoren. Auf der Genesis-Website (www.genesisuk.org) unterstreicht sie, dass die Untersuchungen zum Intervallfasten zeigen, dass eine Kalorienreduktion an zwei Tagen der Woche dieselben und möglicherweise mehr Vorteile bietet als eine normale kalorienreduzierte Diät. »Bisher haben unsere Forschungen ergeben, dass Intervallfasten eine sichere, praktikable, alternative Methode für dauerhafte Gewichtsabnahme ist, wenn man es mit Vollzeit-Diäten vergleicht.«

»Bisher haben unsere Forschungen ergeben, dass Intervallfasten eine sichere, praktikable, alternative Methode für dauerhafte Gewichtsabnahme ist, wenn man es mit Vollzeit-Diäten vergleicht.« Dr. Michelle Harvie

Sind es nur die Kalorien?

Wenn Sie an zwei Tagen der Woche 500 oder 600 Kilokalorien essen und an den übrigen Tagen nicht signifikant überkompensieren, werden Sie gleichmäßig abnehmen.

Doch gibt es Beweise, dass Intervallfasten noch mehr bewirkt? Vor Kurzem stieß ich auf eine besonders faszinierende Studie, die darauf hindeutete, dass der Zeitpunkt des Essens beinahe so wichtig sein dürfte wie das, was man isst.

In dieser Studie verabreichten Wissenschaftler des *Salk Institute for Biological Studies* zwei Gruppen von Mäusen eine fettreiche Diät.[7] Alle Mäuse erhielten exakt dieselbe Futtermenge, der einzige Unterschied war, dass die Mäuse der einen Gruppe fressen durften, wann sie wollten, naschen, wenn ihnen danach war, wie wir es tun, während die Mäuse der anderen Gruppe ihr Futter innerhalb von acht Stunden verzehren mussten. Das bedeutete 16 Stunden unfreiwilliges Fasten pro Tag.

Nach 100 Tagen konnte man dramatische Unterschiede zwischen den beiden Mäusegruppen beobachten. Die Mäuse, die den ganzen Tag naschen konnten, hatten hohe Cholesterin- und Blutzuckerwerte sowie Leberschäden. Die Mäuse mit den 16 Fastenstunden am Tag nahmen weit weniger zu (28 Prozent weniger) und hatten weniger Leberschäden, obwohl sie genau die gleiche Menge Futter in der gleichen Zusammensetzung erhalten hatten. Sie wiesen auch weniger chronische Entzündungen auf, was auf ein geringeres Risiko für Herzerkrankungen, Krebs, Schlaganfall und Alzheimer schließen lässt.

Die Erklärung der Salk-Forscher lautet, dass in der Zeit, in der wir Nahrung zu uns nehmen, der Insulinspiegel erhöht und der Körper im Fettspeichermodus ist (siehe Abschnitt Insulin auf Seite 55 ff.). Erst nach einigen Stunden Fasten kann der Körper die Fettspeicherung abschalten und die Fettverbrennung aktivieren. Bei einer Maus, die andauernd knabbert, produziert und speichert der Körper ständig Fett, was zu Fettleibigkeit und Leberschäden führt.

Ich hoffe, Sie sind mittlerweile ebenso überzeugt wie ich, dass Fasten viele gesundheitliche Vorteile bietet und die Gewichtsabnahme fördert. Diese Argumente kannte ich, noch bevor ich mich richtig für das Fasten interessiert hatte. Meine anfängliche Skepsis wurde von der Beweiskraft der Daten beseitigt.

Ein Forschungsgebiet erbrachte jedoch vollkommen Überraschendes: Studien zeigten, dass Fasten die Gemütslage verbessert und das Gehirn vor Demenz und kognitiver Degeneration schützen kann. Das war für mich völlig neu, unerwartet und enorm aufregend.

Ein Forschungsgebiet erbrachte jedoch vollkommen Überraschendes: Studien zeigten, dass Fasten die Gemütslage verbessert und das Gehirn vor Demenz und kognitiver Degeneration schützen kann.

Fasten und das Gehirn

Das Gehirn ist, um mit Woody Allen zu sprechen, mein zweitliebstes Organ. Ich würde es sogar an die erste Stelle setzen, da ohne es nichts funktioniert. Das Gehirn mit seinen etwa 1350 Gramm rosa-grauer Masse wurde schon als komplexeste Erscheinung des bekannten Universums beschrieben. Es lässt uns bauen, Gedichte schreiben, den Planeten beherrschen und uns selbst verstehen, was noch kein anderes Wesen schaffte.

Es arbeitet auch extrem energiesparend, erledigt all das komplizierte Denken und Steuern des Körpers mit dem Energiebedarf einer 25-Watt-Glühbirne. Dass unser Gehirn normalerweise so flexibel und anpassungsfähig ist, macht es noch tragischer, dass manchmal etwas »schiefläuft«. Mir ist bewusst, dass mein Gedächtnis mit zunehmendem Alter weniger verlässlich geworden ist. Ich gleiche das durch einige Gedächtnistricks aus, die ich mir über die Jahre angeeignet habe, aber auch so fallen mir gelegentlich Namen und Daten nicht ein. Weit schlimmer ist jedoch die Befürchtung, ich könnte eines Tages gar nicht mehr funktionieren, eine Form von Demenz entwickeln. Natürlich möchte ich mein Gehirn so lange wie möglich in einem effektiven Zustand halten. Glücklicherweise scheint Fasten dafür einen signifikanten Schutz zu bieten.

Der Mann, mit dem ich über mein Gehirn sprach, war Dr. Mark Mattson.

Mark, der das neurowissenschaftliche Labor am *National Institute on Aging* leitet, ist einer der angesehensten Wissenschaftler in seinem Bereich, der Untersuchung des alternden Gehirns. Ich finde seine Arbeit inspirierend – sie deutet darauf hin, dass Fasten gegen Krankheiten wie Alzheimer, Demenz und Gedächtnisverlust helfen kann.

Ich hätte ein Taxi zu seinem Büro nehmen können, entschied mich aber als überzeugter Fußgänger fürs Gehen. Es verbrennt nicht nur Kalorien, es verbessert auch die Stimmung und kann das Gedächtnis schützen. Wenn wir älter werden, schrumpft das Gehirn normalerweise. Doch eine Studie zeigte, dass bei Menschen, die regelmäßig zu Fuß gehen, der Hippocampus, also der für das Gedächtnis wichtige Hirnbereich, sogar größer wurde.[8] Wer regelmäßig geht, hat ein Gehirn, das in der Magnetresonanztomografie (MRT) im Durchschnitt um zwei Jahre jünger erscheint als das eines vorwiegend sitzenden Menschen.

Mark, der auf dem Gebiet Alzheimer forscht, verlor seinen Vater durch Demenz. Er erzählte, das hätte ihn nicht unmittelbar zu diesem Forschungsgebiet motiviert. Als er mit der Alzheimerforschung begann, hatte sein Vater noch nicht diese Diagnose. Später vermittelte die Krankheit ihm jedoch wertvolle Einblicke.

Rund 26 Millionen Menschen sind weltweit von Alzheimer betroffen. Die Anzahl der Erkrankungen wird mit der älter werdenden Bevölkerung wachsen. Neue Ansätze sind dringend nötig. Tragisch bei Alzheimer und anderen Formen der Demenz ist, dass es bei Diagnosestellung vielleicht noch ein Hinauszögern, aber kein Verhindern der unvermeidlichen Degeneration gibt. Sehr wahrscheinlich wird eine stetige Verschlechterung der Symptome dazu führen, dass Betroffene eine ständige Betreuung über viele Jahre benötigen, denn bei stark fortgeschrittener Erkrankung erkennen sie nicht einmal mehr die Gesichter ihrer vertrauten Menschen.

Und was kann Fasten bewirken?

So wie Valter Longo führte mich auch Mark Mattson zu seinen Mäusen. Sie waren genetisch verändert, nämlich anfällig für Alzheimer gemacht worden. Ich sah Mäuse, die ein Labyrinth bewältigen mussten, um zu ihrem Futter zu gelangen. Manche Mäuse schafften das relativ leicht; andere verloren die Orientierung und verirrten sich. Derartige Aufgaben lassen erkennen, dass die Mäuse Gedächtnisprobleme entwickeln. Eine Maus, die sich schwer erinnert, vergisst rasch, welchen Weg sie im Labyrinth schon versucht hat.

Bei normaler Ernährung entwickeln die genetisch veränderten Alzheimer-Mäuse rasch Demenz. Wenn sie ein Jahr alt sind, also einem Menschen mittleren Alters entsprechen, weisen sie gewöhnlich schon offensichtliche Lern- und Gedächtnisprobleme auf. Tiere, die mit Intervallfasten ernährt werden, was Mark lieber als »intermittierende Kalorienbeschränkung« bezeichnet, zeigen oft bis zu 20 Monate keine erkennbaren Anzeichen von Demenz.[9] Die tatsächliche Degeneration beginnt erst gegen ihr Lebensende hin. Beim Menschen entspricht das dem Unterschied zwischen Alzheimer-Symptomen mit 50 oder mit 80 Jahren. Keine Frage, was mir lieber wäre.

Besorgniserregend ist, dass die Mäuse noch viel früher Krankheitsanzeichen zeigen, wenn man ihnen typisches Junkfood vorsetzt. »Wir setzten Mäuse auf eine fettreiche und fruktosereiche Diät«, erzählte Mark. »Diese hat eine dramatische Wirkung; die Lern- und Gedächtnisprobleme treten früher auf, es kommt zu einer verstärkten Akkumulation von Amyloid und zu mehr Schwierigkeiten im Labyrinthtest.«

Mit anderen Worten, Junkfood lässt diese Mäuse fett und dumm werden.

Eine der entscheidenden Veränderungen, die im Gehirn von Marks fastenden Mäuse auftreten, ist die vermehrte Produktion eines Proteins, des sogenannten Wachstumsfaktors BDNF. BDNF regt Stammzellen nachweislich an, sich zu neuen Nervenzellen im Hippocampus zu entwickeln. Wie bereits erwähnt, ist das ein Hirnbereich, der für normales Lernen und das Gedächtnis unerlässlich ist.

Aber warum sollte der Hippocampus auf Fasten mit Wachstum reagieren? Mark weist darauf hin, dass das aus Sicht der Evolution sinnvoll erscheint. Denn schließlich muss man schlau und besonders auf Draht sein, wenn nicht viel Nahrung verfügbar ist. »In einem Gebiet mit beschränkten Nahrungsressourcen muss ein Tier unbedingt in der Lage sein, sich zu merken, wo es Nahrung gibt, wo Gefahren, Raubtiere etc. lauern. Wir nehmen an, dass Menschen seinerzeit einen Überlebensvorteil hatten, wenn sie auf Hunger mit vermehrten kognitiven Fähigkeiten reagieren konnten.«

Wir wissen nicht sicher, ob Menschen als Reaktion auf Fasten neue Hirnzellen bekommen. Um absolute Gewissheit zu erlangen, müssten Wissenschaftler am Gehirn Untersuchungen durchführen können. Aber es gibt eine Studie, bei der Versuchspersonen fasten und dann mittels Magnetresonanztomografie (MRT) untersucht werden, um Veränderungen in der Größe ihres Hippocampus festzustellen.

Wie bereits erwähnt, wurde diese Methode bei Menschen für den Nachweis angewandt, dass regelmäßige Bewegung, etwa Gehen, den Hippocampus größer werden lässt. Hoffentlich zeigen ähnliche Studien bald, dass zwei Tage Intervallfasten pro Woche gut für Lernen und Gedächtnis sind. Im Ein-Mann-Versuch scheint es zu funktionieren. Bevor ich mit der Fast Diet begann, machte ich einen schwierigen, im Internet verfügbaren Gedächtnistest. Nach zwei Monaten Intervallfasten wiederholte ich den Test: Meine Leistung hatte sich tatsächlich verbessert. Möchten Sie es mir nachtun? Dann schlage ich vor, dass Sie ebenfalls einen Gedächtnis- oder Reaktionstest vor und nach einer Weile Intervallfasten durchführen.

Fasten und die Gemütsverfassung

Valter Longo und andere sagten mir, bevor ich mit dem viertägigen Fasten begann, dass es anfangs hart sein würde, ich mich aber nach einer Weile allmählich besser fühlen würde – und genau das passierte. Mich überraschte die Entdeckung, wie positiv ich während des Intervallfastens gestimmt war. Ich hatte erwartet, ich würde an meinen Fastentagen müde und gereizt sein, aber das war keineswegs der Fall. Ist diese bessere Gemütsverfassung nur auf psychologische Wirkung zurückzuführen – wer fastet und abnimmt, ist mit sich zufrieden – oder gibt es auch chemische Veränderungen, die die Stimmung beeinflussen?

Laut Mark Mattson liegt ein Grund, warum Menschen das Intervallfasten relativ leicht finden, in der Wirkung des Wachstumsfaktors BDNF. Dieser scheint das Gehirn vor der Zerstörung durch Demenz und altersbedingtem geistigem Abbau zu schützen, und er wirkt wahrscheinlich auch auf das Gemüt.

Es hat über die Jahre mehrere Studien gegeben, die vermuten lassen, ein steigender BDNF-Spiegel könne antidepressiv wirken; zumindest ist das bei Nagetieren der Fall. In einer Studie injizierten die Wissenschaftler BDNF direkt in das Rattengehirn, was eine ähnliche Wirkung hatte wie die wiederholte Anwendung eines Standard-Antidepressivums.[10] Eine andere Arbeit zeigte, dass die Elektroschocktherapie, von der man weiß, dass sie bei schweren Depressionen wirkt, zumindest teilweise deswegen zu funktionieren scheint, weil sie die Produktion von BDNF unterstützt.[11]

Mark Mattson glaubt, dass wenige Wochen nach Beginn des zweimaligen Fastens pro Woche die BDNF-Werte anzusteigen beginnen, Ängste gemildert und die Gemütsverfassung gebessert werden. Im Moment fehlen ihm Daten aus Studien mit Menschen, die diese Vermutung absichern würden. Aber es laufen Versuche mit Freiwilligen, bei denen sein Team unter anderem regelmäßig Proben aus dem Liquor (die Flüssigkeit, die Gehirn und Rückenmark umgibt) entnimmt, um die Veränderungen durch das Intervallfasten zu erfassen. Das ist nichts für empfindliche Menschen, weil regelmäßig eine Punktion des Spinalkanals erforderlich ist. Doch Mark weist darauf hin, dass viele seiner Freiwilligen bereits erste Anzeichen kognitiver Veränderung aufweisen und daher extrem motiviert sind.

Mark ist sehr bemüht, die Vorteile des Intervallfastens zu studieren und bekannt zu machen, weil er sich ernsthaft Sorgen um die Auswirkungen der derzeit grassierenden Fettleibigkeit auf das Gehirn und auf unsere Gesellschaft macht. Er meint auch, dass man mit dem Intervallfasten so früh wie möglich beginnen sollte: »Die altersbedingte kognitive Degeneration bei der Alzheimerkrankheit, die Vorgänge auf Ebene der Nervenzellen und der Moleküle in den Nervenzellen beginnen sehr früh, wahrscheinlich Jahrzehnte bevor der Betroffene erstmals Lern- und Gedächtnisprobleme aufweist. Daher ist es entscheidend, frühzeitig mit Diätmaßnahmen zu beginnen, solange die Menschen jung oder in mittlerem Alter sind, damit sich die Abläufe im Gehirn verlangsamen lassen und die Menschen mit ausgezeichneter Hirnfunktion 90 Jahre alt werden können.«

Wie Mark bin ich überzeugt davon, dass das menschliche Gehirn von kurzen Phasen der Nahrungsenthaltung profitiert. Dies ist ein spannender, sich rasant entwickelnder Forschungsbereich, den viele mit großem Interesse beobachten. Auch über das Gehirn hinaus hat das Intervallfasten messbare positive Wirkungen im Körper – auf Herz, Blutbild oder das Krebsrisiko. Und dem wenden wir uns nun zu.

Doch auch über das Gehirn hinaus hat das Intervallfasten messbare positive Wirkungen im Körper – auf Herz, Blutbild oder das Krebsrisiko.

Fasten und die Biochemie

Ein Hauptgrund, warum ich das Fasten ausprobierte, waren Untersuchungen, die mir ernsthafte Probleme mit meinem Herz-Kreislauf-System prophezeiten. Bisher war noch nichts passiert, aber die Warnlichter blinkten dunkelgelb. Die Blutuntersuchungen ergaben, dass mein LDL-Wert (low density lipoprotein, das »schlechte« Cholesterin) beunruhigend hoch war, ebenso mein Nüchternblutzucker.

Vor der Bestimmung des Nüchternblutzuckers muss man über Nacht fasten, dann wird ein wenig Blut abgenommen. Der normale, erstrebenswerte Bereich liegt zwischen 3,9 und 5,8 mmol/l. Meiner betrug 7,3 mmol/l. Das war noch kein Diabetes, aber der Wert war gefährlich hoch. Es gibt viele Gründe, warum Sie einen Diabetes mit allen Mitteln vermeiden sollten, nicht zuletzt wegen der Tatsache, dass er Ihr Risiko für Herzinfarkt oder Schlaganfall dramatisch erhöht.

Der Nüchternblutzucker ist wichtig, weil er anzeigt, dass Ihr Insulinspiegel unter Umständen nicht in Ordnung ist.

Insulin: Das Fettmacher-Hormon

Wenn wir Nahrung aufnehmen, besonders kohlenhydratreiche Nahrung, steigt unser Blutzuckerspiegel an, und die Bauchspeicheldrüse, ein unter den Rippen, nahe der linken Niere befindliches Organ, beginnt Insulin herzustellen. Glukose ist der wichtigste Ausgangsstoff für die Energiegewinnung in unseren Zellen, aber der Körper hat Probleme, wenn davon große Mengen im Blut vorhanden sind. Die Aufgabe des Hormons Insulin ist, den Blutzuckerspiegel zu regulieren, dafür zu sorgen, dass er weder zu hoch noch zu niedrig ist. Das geschieht normalerweise mit großer Präzision. Problematisch wird es, wenn die Bauchspeicheldrüse überfordert ist.

Insulin dient der Zuckersteuerung; es fördert die Aufnahme von Glukose aus dem Blut und sorgt für deren Aufbewahrung in der Leber und in den Muskeln in Form von Glykogen, einer stabilen Speicherform, die bei Bedarf zur Verfügung steht. Weniger bekannt ist, dass Insulin auch die Fettspeicherung reguliert und die sogenannte Lipolyse hemmt, die Zerlegung von gespeichertem Körperfett. Insulin macht fett. Hohe Insulinspiegel führen zu vermehrter Fettspeicherung, niedrige zu Fettabbau.

Wenn man ständig große Mengen an gezuckerten, kohlenhydratreichen Speisen und Getränken konsumiert, wie wir das gewöhnlich tun, muss mehr und mehr Insulin produziert werden, um den Glukoseanstieg zu bewältigen. Bis zu einem bestimmten Punkt wird Ihre Bauchspeicheldrüse einfach immer größere Mengen Insulin abgeben. Das führt zu vermehrter Fettspeicherung und erhöht auch das Krebsrisiko. Aber so kann der Körper natürlich nicht permanent funktionieren. Wenn er immer größere Mengen Insulin produziert, werden Ihre Zellen irgendwann »rebellieren« und sich der Wirkung widersetzen. Das ist ungefähr so, als wenn man Kinder anbrüllt; es geht immer noch lauter, aber irgendwann werden sie einfach nicht mehr zuhören.

Irgendwann reagieren die Zellen nicht mehr auf Insulin; der Blutzuckerspiegel bleibt nun dauerhaft hoch, und Sie gehören zu den 285 Millionen Menschen auf der Welt, die Typ-2-Diabetes haben – ein massives und rasant anwachsendes Gesundheitsproblem weltweit. Im Verlauf der letzten 20 Jahre verzehnfachten sich die Zahlen an Erkrankungen beinahe. Es gibt keinen sichtbaren Hinweis darauf, dass die Anzahl von Neuerkrankungen stagniert oder zurückgeht.

Diabetes geht mit einem erhöhten Risiko für Herzinfarkt, Schlaganfall, Impotenz, Erblindung und Amputation aufgrund schlechter Durchblutung einher. Er ist auch mit einem schrumpfenden Gehirn und Demenz assoziiert. Kein schönes Bild.

Möglichkeiten, ein Abgleiten in den Diabetes zu vermeiden, sind mehr Bewegung und eine Ernährung, bei der ein extremer Blutzuckeranstieg vermieden wird. Dadurch ist der Insulinhaushalt nicht so dramatisch belastet. Mehr darüber später. Es gibt Hinweise, dass Intervallfasten hilft.

Intervallfasten und Insulin

In einer 2005 publizierten Studie waren acht gesunde junge Männer angehalten, über zwei Wochen an jedem zweiten Tag 20 Stunden pro Tag zu fasten.[12] Für ihre Fastentage durften sie am Vortag bis 22 Uhr essen und dann erst wieder ab 18 Uhr des folgenden Tags. Sie sollten in der übrigen Zeit kräftig zulangen, damit sie kein Gewicht verloren.

Die Idee dahinter war die Überprüfung der sogenannten Sparhypothese, der Theorie, dass wir uns am besten so ernähren sollten, wie wir es zur Zeit unserer Evolution getan hatten, also im Wechsel von Überfluss und Hunger. Am Ende der zwei Wochen hatten sich Gewicht und Körperfett der Freiwilligen nicht verändert, wie beabsichtigt. Stark verändert hatte sich jedoch die Insulinwirkung. Mit anderen Worten, nach nur zwei Wochen Intervallfasten wirkt die gleiche Menge Insulin im Blut wesentlich besser auf die Glukosespeicherung oder die Fettverbrennung.

Die Wissenschaftler schrieben jubelnd: »Durch einen Wechsel aus Überfluss und Hunger konnten wir die Stoffwechsellage gesunder Männer verbessern.« Sie fügten auch hinzu: »Soweit wir wissen, ist dies die erste Studie an Menschen, in der eine verbesserte Insulinwirkung auf die Glukoseaufnahme und Fettgewebesynthese im gesamten Körper mittels Intervallfasten erreicht wurde.«

Durch einen Wechsel aus Überfluss und Hunger wurde die Stoffwechsellage gesunder Männer verbessert.

Ich weiß nicht, wie das Intervallfasten meine Insulinwirkung beeinflusste – diese Untersuchung ist schwierig und sehr kostspielig. Aber ich weiß, dass die Auswirkungen auf meinen Blutzucker spektakulär waren. Bevor ich mit dem Intervallfasten begann, lag mein Blutzuckerwert bei 7,3 mmol/l, deutlich über dem empfohlenen Bereich von 3,9 bis 5,8 mmol/l. Bei der letzten Kontrolle lag mein Wert bei 5,0 mmol/l, immer noch ein wenig hoch, aber eindeutig im Normalbereich.

Das ist eine unglaublich eindrucksvolle Reaktion. Mein Arzt, der sich bereits anschickte, mir Medikamente zu verschreiben, war über diese dramatische Wendung erstaunt. Ärzte empfehlen Patienten mit hohen Blutzuckerwerten routinemäßig eine gesunde Ernährung, aber das ändert gewöhnlich kaum etwas. Intervallfasten könnte die Gesundheit der Nation revolutionieren.

Fasten und Krebs

Mein Vater war ein wunderbarer Mann, aber kein besonders gesunder. Den Großteil seines Lebens übergewichtig, hatte er mit Anfang 60 außer Diabetes auch Prostatakrebs. Dieser wurde chirurgisch entfernt, was zu peinlichen Problemen mit den Harnwegen führte. Es ist wohl verständlich, dass ich diesen Weg nicht gehen möchte.

Mein viertägiges Fasten unter Valter Longos Anleitung hatte mir vor Augen geführt, dass es möglich ist, den IGF-1-Wert dramatisch zu senken und damit hoffentlich auch mein Risiko für Prostatakrebs. Später entdeckte ich, dass ich durch Intervallfasten und etwas sorgfältigeren Eiweißkonsum meine IGF-1-Werte im gesunden Bereich halten konnte. Die Verbindung zwischen Wachstum, Fasten und Krebs erfordert nähere Betrachtung.

Die Zellen in unserem Körper vermehren sich ständig: abgestorbene, abgenutzte oder geschädigte Gewebe werden ersetzt. Das ist normal und gut so, solange das Zellwachstum geregelt abläuft. Doch manchmal mutiert eine Zelle, wächst unkontrolliert und wird zu Krebs. Sehr hohe Spiegel einer anregenden Substanz wie IGF-1 im Blut erhöhen die Gefahr, dass dies eintritt.

Wenn das Geschwür bösartig ist, gibt es die Optionen Operation, Chemotherapie, Radiotherapie. Bei der Operation versucht man, den Tumor zu entfernen; Chemotherapie und Radiotherapie versuchen, ihn zu vergiften. Das große Problem bei Chemotherapie und Radiotherapie liegt darin, dass sie nicht selektiv sind; sie vernichten nicht nur die Tumorzellen, sondern töten oder schädigen auch die umgebenden gesunden Zellen. Besonders häufig greifen sie rasch teilende Zellen an, wie Haarwurzeln, weshalb das Haar nach der Therapie meist ausfällt.

Wie oben erwähnt zeigte Valter Longo, dass ein Aussetzen der Nahrungsaufnahme auch über kurze Zeiträume den Körper veranlasst, die Dinge zu verlangsamen. Er geht in den Reparatur- und Überlebensmodus, bis wieder mehr Nahrung zur Verfügung steht. Das gilt für gesunde Zellen. Doch Krebszellen haben ihre eigenen Regeln. Sie sind gewissermaßen per definitionem unkontrollierbar und vermehren sich egoistisch unter allen Umständen. Dieser »Egoismus« schafft Gelegenheit. Zumindest theoretisch gilt, wenn man unmittelbar vor der Chemotherapie fastet, tritt eine Situation ein, in der Körperzellen ruhen, während Krebszellen Amok laufen und folglich verwundbar sind.

In einer 2008 publizierten Arbeit zeigten Valter Longo und Kollegen, dass Fasten »normale, aber nicht Krebszellen, gegen hoch dosierte Chemotherapie schützt«[13], und in einer anschließenden Arbeit, dass Fasten die Wirksamkeit der Chemotherapie gegen verschiedenste Krebsarten erhöhte.[14] Wieder war das, wie so oft, eine Untersuchung an Mäusen.

Doch die Implikationen, die mit Valters Arbeit verbunden waren, entgingen den »Adleraugen« einer Verwaltungsrichterin nicht – Nora Quinn sah einen kurzen Artikel darüber in der *Los Angeles Times*. Ich traf Nora in Los Angeles. Sie ist eine resolute Frau mit einem köstlichen, trockenen Humor. Nora wusste, dass sie ein Problem hatte, als sie eines Morgens die Hand unter ihre Brust legte und einen Knoten in der Größe einer Walnuss unter der Haut fühlte.

Sie gönnte sich, wie sie sagt, die Fantasie, es wäre eine Zyste, und ging zum Arzt; der Knoten wurde entfernt und zum Pathologen geschickt. »Die Realität des Lebens wird immer beim Pathologen offenbar«, meinte sie. Im Bericht des Pathologen hieß es, es wäre invasiver Brustkrebs. Nach der Radiotherapie, kurz vor der Chemotherapie, las sie über Valters Arbeit mit Mäusen.

Sie versuchte, mit Valter zu sprechen, doch er wollte sie nicht beraten, denn bis dahin hatte er noch keine Studien an Menschen durchgeführt. Er konnte nicht sagen, ob es unbedenklich war, wenn jemand vor der Chemotherapie fastete, und er würde sicherlich nicht empfehlen, es zu probieren.

Unbeeindruckt davon recherchierte Nora selbst und beschloss, es mit siebeneinhalb Fastentagen vor, während und nach ihrer ersten Chemotherapie zu versuchen. Ich weiß, wie sich vier Tage Fasten bei bester Gesundheit anfühlen, und es überrascht mich, dass sie das durchhielt, wenngleich Nora sagt, es wäre nicht so schwer, ich wäre verweichlicht. Die Ergebnisse waren durchwachsen.

»Nach der ersten Chemo war mir nicht so schlecht, aber die Haare fielen aus. Daher dachte ich, es hätte nicht funktioniert.« Also verzichtete sie beim nächsten Zyklus auf das Fasten. Wieder war die Übelkeit nur mäßig. »Ich dachte, siebeneinhalb Tage Fasten, um eine mittelschwere Übelkeit zu vermeiden, das ist wirklich kein gutes Geschäft. Das mache ich sicher nicht mehr.« Als es Zeit für die dritte Chemotherapie war, fastete sie nicht. Nun weiß sie, dass das ein Fehler war. »Ich fühlte mich schrecklich. Ich kann nicht beschreiben, wie schrecklich. Ich war schwach, fühlte mich vergiftet und konnte nicht aufstehen. Es war die Hölle.«

Die Zellen in der Darmschleimhaut wachsen, ähnlich wie die Haarwurzeln, rasch, weil sie ständig ersetzt werden müssen. Eine Chemotherapie kann diese Zellen abtöten, was ein Grund dafür ist, dass sich Menschen wirklich sehr krank fühlen können.

Als Nora vor dem vierten Zyklus Chemotherapie stand, beschloss sie, das Fasten erneut zu probieren. Diesmal lief es viel besser, und sie erholte sich gut. Sie ist derzeit frei von Krebs.

Nora ist überzeugt, dass ihr das Fasten geholfen hat. Aber es ist schwer, mit Sicherheit zu sagen, weil es sich nicht um eine ordnungsgemäß durchgeführte medizinische Studie handelte. Valter und seine Kollegen an der USC untersuchten natürlich, was bei ihr und zehn anderen Krebspatienten, die sich fürs Fasten entschieden hatten, geschehen war.[15] Weiße Blutzellen und Blutplättchen beispielsweise erholten sich rascher, wenn sie die Chemotherapie während des Fastens erhielten.

Doch warum entschied sich Nora für den Alleingang? Warum fastete sie nicht unter geeigneter Beobachtung? Sie sagt: »Ich entschied mich für das Fasten auf der Grundlage von Informationen aus jahrelangen Tierversuchen. Auch ich finde, dass man bei so verrückten Dingen ärztliche Aufsicht haben sollte. Aber wie? Keiner meiner Ärzte hörte mir zu.«

Noras Selbstversuch hätte schiefgehen können. Das ist nur ein Grund, warum solche Methoden nicht zu empfehlen sind. Ihre Erfahrung und jene der anderen neun Krebspatienten gaben jedoch den Anstoß für weitere Studien. So haben Valter und seine Kollegen vor kurzem Phase 1 einer klinischen Studie abgeschlossen, die überprüft, ob Fasten rund um eine Chemotherapie unbedenklich ist – was es zu sein scheint. In der nächsten Phase wird bewertet, ob es einen messbaren Unterschied macht. Mindestens zehn weitere Krankenhäuser weltweit haben klinische Studien laufen oder sich dazu bereit erklärt.

Vorbeugen ist besser als Heilen

Fasten, egal ob intermittierend oder über längere Perioden, reduziert den IGF-1-Spiegel und damit Ihr Risiko für einige Arten von Krebs. Doch welche Hinweise gibt es noch, dass Intervallfasten das Krebsrisiko senkt? Wie bereits erwähnt, arbeitet Dr. Michelle Harvie seit einiger Zeit in diesem Bereich.

Fasten, egal ob intermittierend oder über längere Perioden, reduziert den IGF-1-Spiegel und damit Ihr Risiko für einige Arten von Krebs.

Eine ihrer neueren Studien befasst sich mit der Frage, ob Intervallfasten das Brustkrebsrisiko reduzieren kann.[16] Für diese Studie teilte sie 107 Frauen in zwei Gruppen ein. Eine Gruppe erhielt eine gesunde Mittelmeerdiät, sollte sich aber auf etwa 1500 Kilokalorien pro Tag beschränken. Die andere Gruppe sollte in der Woche ungefähr gleich viele Kalorien zu sich nehmen, aber anders verteilt. An zwei Tagen der Woche sollten sie nur 650 Kilokalorien pro Tag aufnehmen. Nach sechs Monaten hatte die Gruppe mit Intervallfasten mehr Gewicht verloren, im Schnitt 5,79 bis 6,49 Kilogramm, ihr Nüchternblutzucker und ihre Insulinresistenz waren stärker zurückgegangen, und auch die Werte bei entzündlichen Proteinen waren signifikant niedriger. Alle drei Werte deuten auf ein reduziertes Brustkrebsrisiko hin.

Dr. Harvie meint auch, vom Standpunkt der Krebsvorbeugung hätte Intervallfasten gegenüber herkömmlicher

Gewichtsabnahme den Vorteil, dass weniger Zucker in die Brustzellen gelangt, was bedeuten kann, dass sie sich weniger oft teilen und weniger leicht entarten.

Intervallfasten: Mein persönlicher Weg

Wie Sie bereits wissen, begann ich mit viertägigem Fasten unter Beobachtung von Valter Longo. Doch trotz der Verbesserungen in meinen Blutwerten und Valters unübersehbarer Begeisterung konnte ich mir nicht vorstellen, für den Rest meines Lebens regelmäßig längere Fastenperioden einzulegen. Was dann? Nun, ich hatte Krista Varady kennengelernt und alles über AF (alternierendes Fasten) gehört, also beschloss ich, es damit zu versuchen.

Nach kurzer Zeit wurde mir jedoch klar, dass es zu schwierig war – körperlich, sozial und psychologisch. Ich brauche einen gewissen Rhythmus in meinem Leben. Wenn ich ohne Kalender und langwierige Berechnungen nicht sagen kann, ob ich mich für einen bestimmten Abend mit Freunden zum Essen verabreden kann, empfinde ich das als sehr mühsam. Außerdem war mir Fasten an jedem zweiten Tag etwas zu anstrengend. Ich weiß, dass viele von Kristas Freiwilligen das durchhalten, aber sie sind Teil einer Studie und höchst motiviert. Es ist zweifellos eine wirksame Methode für rasche Gewichtsabnahme und deutliche Veränderungen in den Blutwerten, aber für mich war es ungeeignet.

Also beschloss ich, es mit 600 Kilokalorien an zwei Tagen der Woche zu probieren. Das schien mir ein vernünftiger Kompromiss und vor allem machbar zu sein.

Zunächst nahm ich die erlaubte Nahrung für den gesamten Tag mit einer Mahlzeit ein. Aber ohne Frühstück war ich bereits lange vor der Mittagszeit hungrig und reizbar. Also teilte ich die Menge: ein bescheidenes Frühstück, kein Mittagessen, ein leichtes Abendessen. Und das machte ich zweimal pro Woche. Es erwies sich für mich als extrem praktikabel.

Nach meinen Experimenten mit verschiedenen Arten des Fastens stellte sich die 5:2-Methode als wirksamste und einfachste heraus, um die Vorteile des Fastens in langfristig lebbarer Weise zu nutzen. Die 5:2-Diät basiert auf verschiedenen Formen des Intervallfastens; ihre Grundlage sind nicht einzelne Forschungen, sondern eine Synthese daraus.

Bevor ich mit der Diät begann, wollte ich mich gründlich untersuchen lassen, um die Wirkung auf meinen Körper erkennen zu können. Die folgenden Tests wurden dabei gemacht. Die nachfolgend angeführten Werte für die Blutuntersuchungen (sowie bereits früher erwähnte Untersuchungsergebnisse) sind in Millimol pro Liter (mmol/l) angegeben. Das ist ein Maß für die Stoffmengenkonzentration, also die Stoffmenge eines gelösten Stoffes pro Volumeneinheit. Andere Labors verwenden ein Maß für die Massenkonzentration. Dabei handelt es sich um die Masse in Milligramm pro 100 Milliliter beziehungsweise pro Deziliter Blut (mg/dl). Die Umrechnung zwischen den beiden ist stoffspezifisch und ein wenig kompliziert. Daher bleibe ich bei meinen ursprünglichen Zahlen. Ihr Arzt wird Ihre Werte in einer dieser Einheiten angeben und Ihnen deren Bedeutung erläutern.

Wiegen Sie sich

Das Erste und Naheliegendste, was Sie tun möchten, bevor Sie sich auf das Abenteuer des Fastens einlassen, ist vermutlich, das Gewicht festzustellen. Anfangs ist es am besten, jeden Tag zur gleichen Zeit auf die Waage zu gehen. Am leichtesten sind Sie gleich nach dem Aufstehen – das wissen Sie sicher längst.

Körperfett

Ideal wäre eine Körperfettwaage, also eine, die zusätzlich zum Gewicht den Anteil des Körperfetts bestimmt, denn dessen Reduktion ist Ihr eigentliches Ziel. Die günstigeren Waagen sind nicht besonders verlässlich; sie zeigen eher zu wenig Gewicht an und geben Ihnen eine falsche Sicherheit. Sie können jedoch sehr wohl Veränderungen feststellen. Das heißt, auch wenn die Waage anfangs 30 Prozent Körperfett anzeigt, wenn es in Wahrheit 33 sind, sollten Sie in der Folge doch zumindest erkennen können, dass der Anteil geringer wird.

Das Körperfett wird als Prozentsatz des Körpergewichts angegeben. Die im Handel erhältlichen Geräte nutzen für die Messung die sogenannte Impedanz. Durch Ihren Körper fließt ein geringer elektrischer Strom; das Gerät misst den Widerstand. Dann nutzt es die Tatsache, dass Muskeln und andere Gewebe Elektrizität besser leiten als Fett, und schätzt daraus den Körperfettanteil. Frauen haben im Allgemeinen einen höheren Körperfettanteil als Männer. Ein Mann mit einem Körperfettanteil von mehr als 25 Prozent ist als übergewichtig anzusehen. Bei einer Frau sind 30 Prozent die Grenze zum Übergewicht.

Wirklich genaue Werte erhält man nur durch eine sogenannte DXA-Messung. Das steht für dual energy X-ray absorptiometry, Doppelröntgenabsorptiometrie. Diese Untersuchung ist kostspielig und in den meisten Fällen unnötig.

Ermitteln Sie Ihren BMI

Ihr Body-Mass-Index (BMI) sagt Ihnen, ob Sie übergewichtig sind. Im Internet gibt es zahlreiche Möglichkeiten, den BMI in Tabellen abzulesen oder ausrechnen zu lassen, beispielsweise auf www.onmeda.de/selbsttests/bmi_rechner.html.

Den Body-Mass-Index können Sie leicht auch selbst berechnen, indem Sie Ihr Gewicht (in Kilogramm) durch das Quadrat Ihrer Körpergröße (in Metern) teilen.

$$\text{BMI} = \frac{\text{kg}}{\text{m}^2}$$

Ein Kritikpunkt beim BMI ist, dass sich für normalgewichtige Personen mit viel Muskelmasse ein hoher BMI ergibt. Leider ist das für die meisten von uns kein vordringliches Problem.

Bauchumfang messen

Der BMI ist nützlich, vielleicht aber nicht der wichtigste Wert, der den Einfluss auf Ihre Gesundheit wiedergibt. In einer Studie an mehr als 45 000 Frauen über einen Zeitraum von 16 Jahren[17] hatte der Taille-Körpergröße-Quotient mehr Aussagekraft für eine zukünftige Herzerkrankung.

Der Bauchumfang ist deshalb so wichtig, weil viszerales Fettgewebe, also im Bauchraum angesammeltes, das gefährlichste ist. Es ist die ungünstigste Fettverteilung. Sie ruft Entzündungen hervor und erhöht das Risiko für Diabetes deutlich. Sie brauchen keine teuren Geräte, um festzustellen, ob Sie Fettgewebe im Bauchraum haben. Dafür brauchen Sie nur ein Maßband. Ob Mann oder Frau, der Taillenumfang sollte nicht mehr als die halbe Körpergröße betragen. Die meisten Menschen unterschätzen ihren Taillenumfang um etwa fünf Zentimeter, weil sie sich an der Hosengröße orientieren. Messen Sie den Bauchumfang lieber, indem Sie das Maßband auf Höhe des Bauchnabels anlegen.

Bluntersuchungen

Standardtests sollte Ihr Hausarzt bei einer Routineuntersuchung machen können.

Nüchternblutzucker

Ich entschied mich für die Bestimmung des Wertes für den Nüchternblutzucker. Er stellt ein wichtiges Maß für die allgemeine körperliche Fitness dar, auch wenn das Diabetesrisiko nicht erhöht ist. Außerdem lässt er Aussagen über die zu erwartende Gesundheit zu. Studien zeigen, dass auch mäßig hohe Blutzuckerwerte nach längerer Zeit mit einem erhöhten Risiko für Herzerkrankung, Schlaganfall und kognitive Probleme verbunden sind. Idealerweise müsste man die Insulinwirkung untersuchen, aber das ist kompliziert und kostspielig.

Cholesterin

Es werden zwei Arten von Cholesterin bestimmt: LDL (Lipoprotein geringer Dichte) und HDL (Lipoprotein hoher Dichte). Grob gesagt, transportiert LDL das Cholesterin in die Gefäßwand, HDL bringt es von dort weg. Günstig sind ein niedriger LDL-Wert und ein hoher HDL-Wert. Eine Möglichkeit, das auszudrücken, ist der Anteil des HDL an der Summe von HDL plus LDL. Alles, was über 0,20 (20 Prozent) liegt, ist gut.

Triglyzeride

Triglyzeride bilden eines der Fette im Blut; sie sind eine Form, in der der Körper Kalorien speichert. Hohe Werte sind mit einem erhöhten Risiko für Herzerkrankungen assoziiert.

IGF-1

Die Bestimmung dieses Wertes ist teuer und wird nicht von jedem Arzt durchgeführt. IGF-1 gibt die Zellumsatzrate wieder und damit das Krebsrisiko. Es kann auch ein Marker für die biologische Alterung sein. Ich wollte die Wirkung des 5:2-Fastens auf meinen IGF-1-Wert sehen. Ich hatte gesehen, dass der IGF-1-Wert als Reaktion auf viertägiges Fasten spektakulär fiel, doch nach einem Monat normalen Essens erreichte er wieder seine ursprüngliche Höhe.

Meine Daten

Hier sind meine Untersuchungsergebnisse vor Beginn der Fast Diet.

	Mein Wert	Empfohlen
Körpergröße	1,80 m	
Gewicht	85 kg	
Body-Mass-Index	26,4	19 bis 25
Körperfettanteil	28 %	Unter 25 % bei Männern
Taillenumfang	91,5 cm	Weniger als die halbe Körpergröße
Halsumfang	43,2 cm	Unter 42 cm

Ich war nicht fettleibig, doch BMI und Körperfettanteil besagten, dass ich übergewichtig war. Durch eine Magnetresonanztomografie (MRT) wusste ich, dass ich einen großen Teil meines Körperfetts im Bauchraum trug. Es hüllte Leber und Nieren dick ein und störte verschiedenste Stoffwechselvorgänge.

Natürlich befand sich nicht das gesamte Fett in meinem Bauchraum. Einiges hatte sich auch im Halsbereich angesammelt. Das führte zu Schnarchen. Lautem Schnarchen. Der Halsumfang ist ein wichtiger Einflussfaktor[18] für Schnarchen. Ein Wert über 42 Zentimetern bei Männern und über 40 Zentimetern bei Frauen signalisiert Gefahr.

	Meine Ergebnisse in mmol/l	**Empfohlen**
Diabetesrisiko Nüchternblutzucker	7,3	3,9 bis 5,8
Faktoren Herzerkrankung Triglyzeride HDL-Cholesterin LDL-Cholesterin	1,4 1,8 5,5	Unter 2,3 0,9 bis 1,5 Bis 3,0
Risiko Herzerkrankung Anteil HDL- vom Gesamtcholesterin	23 %	20% und mehr
Krebsrisiko Somatomedin-C (IGF-1)	28,6 nmol/l	11,3 bis 30,9 nmol/l

Diesen Daten zufolge war mein Nüchternblutzuckerwert besorgniserregend hoch. Ich war noch kein Diabetiker, doch es gab Anzeichen für eine sogenannte gestörte Glukosetoleranz oder Prädiabetes. Mein LDL-Cholesterin-Wert war viel zu hoch. Ich war aber bis zu einem gewissen Grad geschützt durch den niedrigen Triglyzerid-Wert und den hohen HDL-Cholesterin-Wert. Insgesamt ist das jedoch kein gutes Bild. Meine IGF-1-Werte waren ebenfalls zu hoch. Das ließ auf einen raschen Zellumsatz und ein erhöhtes Krebsrisiko schließen.

Nach drei Monaten Fast Diet waren einige bemerkenswerte Veränderungen eingetreten, wie Sie in diesen Tabellen sehen können.

	Mein Wert	Empfohlen
Körpergröße	1,80 m	
Gewicht	76 kg	
Body-Mass-Index	24	19 bis 25
Körperfettanteil	21 %	Unter 25 % bei Männern
Taillenumfang	84 cm	Weniger als die halbe Körpergröße
Halsumfang	40,6 cm	Unter 42 cm

Ich hatte etwa neun Kilogramm abgenommen, BMI und Körperfettanteil waren nun ganz respektabel. Ich musste neue Gürtel und kleinere Hosen kaufen gehen. Ich passte wieder in einen Anzug, den ich zehn Jahre nicht getragen hatte. Außerdem hörte ich auf zu schnarchen, worüber meine Frau geradezu entzückt war, möglicherweise auch die Nachbarn. Es kommt noch besser, meine Blutwerte hatten sich spektakulär verändert.

Ich hatte etwa neun Kilogramm abgenommen, BMI und Körperfettanteil waren nun ganz respektabel. Ich musste neue Gürtel und kleinere Hosen kaufen gehen.

	Meine Ergebnisse in mmol/l	Empfohlen
Diabetesrisiko Nüchternblutzucker	5,0	3,9 bis 5,8
Faktoren Herzerkrankung Triglyzeride HDL-Cholesterin LDL-Cholesterin	0,6 2,1 3,6	Unter 2,3 0,9 bis 1,5 Bis 3,0
Risiko Herzerkrankung Anteil HDL- vom Gesamtcholesterin	37%	20% und mehr
Krebsrisiko Somatomedin-C (IGF-1)	15,9 nmol/l	11,3 bis 30,9 nmol/l

Meine Frau Clare, selbst Ärztin, war erstaunt. Sie behandelt regelmäßig übergewichtige Patienten mit Blutwerten, wie ich sie hatte. Sie sagt, keine ihrer Empfehlungen an die Patienten hätte je auch nur eine ähnliche Wirkung gehabt.

Die Veränderungen, die mich am meisten freuten, waren der niedrigere Nüchternblutzuckerwert und der enorme Abfall der IGF-1-Werte, die den Beobachtungen nach dem viertägigen Fasten entsprachen.

Clare fand jedoch, meine Gewichtsabnahme ginge zu schnell, ich sollte ein wenig das erreichte Gewicht halten. Daher entschloss ich mich zu einer Erhaltungsdosis von einem Fastentag pro Woche. Außer am Wochenende, im

Urlaub oder an Festtagen verzichte ich auch regelmäßig auf das Mittagessen. Nun bleibt mein Gewicht konstant bei 76 Kilogramm. Auch meine Blutwerte sind durchweg gut. Ich meine jedoch, dass Verbesserungen möglich sind. Daher werde ich bald wieder mit zwei Fastentagen beginnen.

Wie geht man am besten an das Intervallfasten heran?

Fassen wir zusammen. Ihre Veranlassung zum Intervallfasten – also der kurzen, aber strengen Beschränkung der Kalorienaufnahme – ist, den Körper in eine »Hungersnot« zu bringen, damit er vom laufenden Betrieb in den Wartungsmodus umschaltet.

Dass unser Körper so reagiert, liegt daran, dass zur Zeit unserer Evolution der Wechsel von Überfluss und Hunger die Norm war. Unser Körper ist darauf ausgelegt, auf Belastung und Schock zu reagieren; das macht ihn gesünder, widerstandsfähiger. Die wissenschaftliche Bezeichnung dafür ist Hormesis (siehe Kapitel »Was uns nicht schadet, macht uns stärker« und »Fasten und Hormesis«).

Zu den Vorteilen des Fastens gehören:

- Die Gewichtsabnahme.
- Eine Senkung des IGF-1-Wertes, welche eine Reduzierung Ihres Risikos für eine Reihe von altersbedingten Krankheiten wie Krebs bedeutet.
- Die Aktivierung zahlloser Reparaturgene als Antwort auf den Stress.

- Erholung für Ihre Bauchspeicheldrüse, was der Wirksamkeit des von ihr als Reaktion auf hohe Blutzuckerwerte produzierten Insulins zugutekommt. Eine verbesserte Insulinwirkung reduziert Ihr Risiko für Fettleibigkeit, Diabetes, Herzerkrankung und kognitive Degeneration.
- Insgesamt eine Verbesserung Ihrer Gemütsverfassung und Ihres Wohlbefindens. Das mag daran liegen, dass Ihr Gehirn nun mehr neurotropen Faktor produziert, der Sie hoffentlich fröhlicher werden lässt und auch das Fasten wiederum leichter macht.

So viel zur Wissenschaft. Im nächsten Kapitel geht es darum, was Sie konkret essen können und wie Sie Ihr Leben als Intervallfastender organisieren. Wie setzt man die Theorie nun in die Praxis um?

2. Die Fast Diet in der Praxis

Es gibt, wie wir gesehen haben, gute klinische Gründe für das Intervallfasten. Einige, wie seine positive Wirkung auf die Blutwerte, werden sehr bald offenbar; andere zeigen sich im Laufe der Zeit: eine kognitive Besserung, ein Körper, der sich selbst repariert, eine größere Chance auf ein längeres Leben. Doch das vielleicht überzeugendste Argument ist für viele die Aussicht auf rasche und dauerhafte Gewichtsabnahme, ohne die meiste Zeit anders essen zu müssen. Für Sie mag das eine Begleiterscheinung der anderen, wichtigen gesundheitlichen Vorteile des Programms sein. Es kann aber auch Ihr oberstes Ziel sein. Tatsache ist, Sie werden beides erreichen: Gewichtsabnahme *und* bessere Gesundheit, zwei Seiten derselben Medaille.

Michaels Erfahrungen, die im letzten Kapitel geschildert wurden, konnten Ihnen wohl einen ersten Eindruck vermitteln, was Sie erwartet. In diesem Kapitel erfahren Sie Näheres darüber:

- wie Sie konkret mit der Fast Diet beginnen können,
- was Sie dabei bemerken werden,
- wie Sie Ihre Motivation für die Fast Diet aufrechterhalten und

- wie sich die Grundprinzipien der Fast Diet ganz leicht in den Rhythmus Ihres Alltags einfügen.

Dann sind Sie an der Reihe.

Was heißt es, 500 oder 600 Kilokalorien am Tag zu essen?

Die Kalorien auf ein Viertel Ihres Tagesbedarfs zu reduzieren, ist eine wesentliche Herausforderung. Seien Sie also nicht überrascht, wenn Ihr erster Fastentag ein wenig mühsam ist. Im weiteren Verlauf wird Ihnen das Fasten zu Ihrer zweiten Natur. Das anfängliche Gefühl der Entbehrung schwindet, besonders wenn Sie sich vor Augen halten, dass morgen ein neuer Tag ist – ein Tag, an dem Sie nach Belieben essen können.

Wie immer man es dreht und wendet, 500 oder 600 Kilokalorien sind kein Picknick; nicht einmal ein halbes Picknick. Ein großer Caffè Latte kann mehr als 300 Kilokalorien ausmachen, sogar noch mehr, wenn Sie Vollmilch statt fettreduzierter Milch wünschen; das belegte Brötchen für die Mittagspause kann locker die Kalorien für den ganzen Tag enthalten. Setzen Sie die Kalorien sparsam ein, die Speisepläne in Kapitel 3 unterstützen Sie dabei. Es hilft aber schon, wenn Sie eine klare Vorstellung davon haben, welche Nahrungsmittel Sie an Fastentagen bevorzugen, weil diese Sie sättigen. Vergessen Sie die Abwechslung nicht: unterschiedliche Konsistenzen, Würziges, bunte Farben, Knackiges. Zusammen hält das Sie und Ihren Gaumen bei Laune.

Zu welcher Tageszeit Sie fasten sollten

Tierversuche, Humanstudien, Forschungen und Experimente – wie im vorhergehenden Kapitel gezeigt, ist der Wert des Fastens gut belegt. Doch was passiert, sobald man das Labor verlässt und ins reale Leben hinausgeht? Wann Sie während des Fastentages was essen, kann entscheidend für den Diäterfolg sein. Wie sieht der optimale Rhythmus aus?

Michael probierte mehrere unterschiedliche Fastenprogramme aus; am leichtesten umsetzbar erschien ihm das Fasten an zwei nicht aufeinanderfolgenden Tagen der Woche mit 600 Kilokalorien pro Tag, aufgeteilt auf Frühstück und Abendessen. Daraus abgeleitet wurde die Bezeichnung 5:2-Diät, also fünf Tage frei essen, zwei Tage fasten. Das bedeutet, dass man die meiste Zeit über vom Kalorienzählen verschont bleibt. An Fastentagen frühstückt er normalerweise um etwa 7:30 Uhr mit seiner Familie und strebt dann ein Abendessen mit ihnen um etwa 19:30 Uhr an, ohne dazwischen etwas zu essen. Daraus ergeben sich zwei zwölfstündige Phasen ohne Nahrung innerhalb von 24 Stunden und ein Tag, der schön mit der Familie ausklingt. Die Speisepläne ab Seite 137 sind auf diesen Rhythmus ausgelegt, weil er seiner Erfahrung nach der einfachsten Methode des Intervallfastens entspricht.

Mimi stellte fest, dass sie sich mit einem etwas anderen Rhythmus leichter tut – sie wird das später in diesem Kapitel beschreiben. Sie hält sich an das Grundprinzip der Fast Diet und nimmt 500 Kilokalorien zu sich, aber mit zwei Mahlzeiten und einigen Snacks (ein Apfel, einige Möhrensticks), einfach weil ihr die Zeit zwischen Frühstück und Abendessen zu lang und eintönig erscheint. Aus Studien von Dr. Michelle Harvie[1] und anderen geht hervor, dass diese Vorgehensweise Ihnen helfen wird, Gewicht abzunehmen, Ihr Risiko für Brustkrebs zu senken und Ihre Insulinsensitivität zu verbessern.

Welche Methode ist besser? Die Wissenschaft des Intervallfastens steckt noch in den Kinderschuhen. Wir können es zu diesem Zeitpunkt nicht sagen. Rein theoretisch sollten längere Phasen ohne Nahrung (Michaels Rhythmus) bessere Ergebnisse bringen als kleinere und häufigere Mahlzeiten. Soweit uns bekannt ist, gibt es bisher noch keine Studien, die die gesundheitlichen Vorteile eines Fastentags mit einmaliger, zweimaliger oder über den Tag verteilter Nahrungsaufnahme vergleichen. Man vermutet jedoch, dass eine über den Tag verteilte Nahrungsaufnahme verhindert, dass der Körper in den »Fastenmodus« geht. Da genau dieser Fastenmodus aber so gut für uns ist, werden viele kleine Mahlzeiten die Vorteile wahrscheinlich signifikant verringern.

Dr. Mark Mattson vom *National Institute on Aging* (USA) ist ebenfalls der Meinung, die 500 oder 600 Kilokalorien in einer Mahlzeit zu essen, wäre günstiger als mehrere kleine Mahlzeiten über den Tag verteilt. Er denkt, die adaptive zelluläre Stressantwort, die besonders für das Gehirn gut ist, würde umso größer ausfallen, je länger der Körper ohne Nahrung auskommen muss.

Dr. Valter Longo vom *Longevity Institute* (USA) würde sogar noch weiter gehen: Im Hinblick auf die Reduktion des IGF-1-Wertes wäre es seiner Ansicht nach besser, alle paar

Monate vier Tage hintereinander zu fasten, Mahlzeiten auszulassen und an Wochentagen vorwiegend vegetarisch mit wenig Protein zu essen, um ein optimales Gewicht zu halten. Das kommt für die meisten von uns nicht infrage; längere Perioden zu fasten ist einfach zu schwierig.

Kurz gefasst scheint das 5:2-Programm also der Rhythmus zu sein, der die meisten gesundheitlichen Vorteile bei größtmöglicher Toleranz bietet. Wir warten auf weitere Studien, doch bis dahin ist das unsere bevorzugte Option für die entscheidende Kombination Gewichtsabnahme und gute Laune.

Manche Menschen sind morgens nicht hungrig und würden lieber später essen. Das ist in Ordnung. Eine der Schlüsselfiguren in der Forschung zu diesem Thema beginnt mit einem späten Frühstück um 11:00 Uhr und beendet den Tag mit dem Abendessen um 19:00 Uhr. So fastet sie innerhalb eines Tageslaufs 16 Stunden, und das zweimal pro Woche. Nimmt man die Studie an Mäusen von Seite 45 f. als Grundlage, mag das sogar die bessere Methode sein.

Sie ist jedoch nur »besser«, wenn Sie es tatsächlich tun. Und ein spätes Frühstück passt nicht in jeden Tagesablauf oder Terminplan und auch nicht zu jedem Körper. Bleiben Sie also bei einem Rhythmus, der zu Ihnen passt. Manche schätzen beim Fasten beispielsweise die einfache Bequemlichkeit einer einzigen Mahlzeit mit 500 oder 600 Kilokalorien. Sie müssen für den Rest des Tages nicht an Essen denken. Was auch immer Sie wählen, es muss Ihr Programm, Ihr Leben sein. Schreiten Sie mit Schwung und Überzeugung zur Tat, doch bleiben Sie offen für Experimente, testen Sie die im Programm gesetzten Grenzen.

Was Sie essen sollten

Vielleicht erscheint es Ihnen seltsam, über Essen zu sprechen, wenn es um Fasten geht. Doch die Fast Diet ist ein modifiziertes Programm, das an einem Fastentag 500 Kilokalorien für Frauen und 600 für Männer vorsieht. Das macht das Programm auf lange Sicht relativ angenehm und vor allem lebbar. Sie dürfen also an einem Fastentag essen, aber die Nahrungsauswahl ist entscheidend.

Die Fast Diet ist ein modifiziertes Programm, das an einem Fastentag 500 Kilokalorien für Frauen und 600 für Männer vorsieht. Das macht das Programm auf lange Sicht relativ angenehm und vor allem lebbar.

Zwei allgemeine Grundsätze entscheiden darüber, was an einem Fastentag möglich ist beziehungsweise zu meiden ist. Gefragt sind Nahrungsmittel, die gut satt machen, aber die Grenze von 500 beziehungsweise 600 Kilokalorien nicht überschreiten. Dafür eignen sich am besten proteinreiche Nahrungsmittel und solche mit einem niedrigen glykämischen Index. Es gibt einige Studien,[2] aus denen hervorgeht, dass eine Diät mit höherem Proteinanteil länger sättigt. Der wichtigste Grund dafür, dass man mit der Atkins-Diät und ähnlichen abnimmt, ist, dass man weniger isst. Das Problem bei einem wirklich hohen Proteinanteil ist jedoch die aufkommende Langeweile durch die eingeschränkte Auswahl, sie lässt die Menschen aufgeben. Es gibt auch Hinweise, dass Diäten mit hohem Proteinanteil mit einer höheren Wahrscheinlichkeit für chronische Entzündungen und höhere IGF-1-Werte assoziiert sind, welche wiederum mit einem erhöhten Risiko für Herzerkrankungen und Krebs verbunden sind.[3]

Daher empfiehlt die Fast Diet nicht, Kohlenhydrate komplett auszuschließen oder eine dauerhaft proteinreiche Ernährung anzustreben. An Fastentagen wird sich die Kombination aus Protein und Nahrungsmitteln mit niedrigem glykämischem Index jedoch als hilfreich gegen Hunger erweisen.

Was ist der glykämische Index?

In früheren Kapiteln wurde bereits auf die Bedeutung von Blutzucker und Insulin eingegangen. Ein hoher Insulinspiegel, ausgelöst von einem hohen Blutzuckerspiegel, veranlasst den Körper, Fett zu speichern, und erhöht das Krebsrisiko. Ein weiterer Grund, Nahrungsmittel zu meiden, die den Blutzucker sprunghaft ansteigen lassen, ist besonders an Fastentagen die Tatsache, dass der unvermeidliche Blutzuckerabsturz Sie sehr hungrig machen wird.

Kohlenhydrate wirken am stärksten auf den Blutzucker, aber es gibt Unterschiede. Diät-Routinierte wissen, dass der glykämische Index (GI) eine Möglichkeit bietet herauszufinden, welche Kohlenhydrate den Blutzucker stark belasten. Hier wird jedem Nahrungsmittel ein Wert bis 100 zugewiesen. Je niedriger der Wert ist, desto geringer ist der davon hervorgerufene Blutzuckeranstieg. Genau das brauchen wir.

Wie weit der Blutzucker ansteigt, hängt nicht nur vom Nahrungsmittel ab, sondern auch davon, wie viel wir davon essen. So essen wir beispielsweise wesentlich mehr Kartoffeln in einer Mahlzeit als Kiwis. Daher gibt es noch einen zweiten Wert, die glykämische Last (GL), die sich so errechnet:

$$GL = \frac{GI \times g \text{ Kohlenhydrate}}{100}$$

Hier wird zwar nur vermutet, wie viel von einem bestimmten Nahrungsmittel wir wahrscheinlich essen, aber es ist immerhin ein Anhaltspunkt.

GI und GL sind deshalb so bedeutsam, weil sie den wesentlichen Einfluss auf unsere zukünftige Gesundheit ausdrücken: Menschen, die ihre GL niedrig halten, haben ein geringeres Risiko für Diabetes, Herzerkrankung und verschiedene Arten von Krebs. Zusätzlich sind viele Werte für uns überraschend. Wer hätte etwa gedacht, dass eine Folienkartoffel den Blutzucker ebenso belastet wie ein Esslöffel Zucker?

Grob gesagt sind ein GI über 50 und eine GL über 20 ungünstig. Je geringer beide Werte sind, desto besser. Nochmals hervorzuheben ist, dass GI und GL auf Kohlenhydrate bezogen werden. Der GI hat nichts mit Protein und Fetten zu tun. Deshalb weist keines der angeführten Nahrungsmittel einen signifikanten Protein- oder Fettgehalt auf.

Sehen wir uns nur kurz das Frühstück an:

Nahrungsmittel	GI	GL	Portionsgröße (g)
Haferflocken	50	10	50
Knuspermüsli	43	7	28
Mais-Muffin	102	30	57
Kleie-Muffin	60	15	57
Pfannkuchen (Buchweizen)	102	22	74 (Mix)
Bagel	72	25	71
Cornflakes	80	20	28
Quelle: people.bu.edu/sobieraj/papers/GlycemicIndices.			

Hier sehen Sie, warum Haferflocken und Knuspermüsli günstiger sind als Cornflakes oder Bagel, wenn Sie Kohlenhydrate zum Frühstück essen.

Und was gießen Sie über das Knuspermüsli?

Nahrungsmittel	GI	GL	Portionsgröße (g)
Milch	27	3	227
Sojamilch	44	8	227

Der relativ hohe GI- und GL-Wert von Sojamilch sind nur ein Grund, bei Milchprodukten zu bleiben. Und da wir schon bei den Überraschungen sind, hier ist noch eine:

Nahrungsmittel	GI	GL	Portionsgröße (g)
Eiscreme	37	4	50

Sie würden wetten, dass Eiscreme einen hohen GI und GL hat? Keineswegs! Wenn Sie die Kalorien berücksichtigen, ist kalorienarme Eiscreme mit Erdbeeren eine wunderbare Nachspeise. Mehr über den GI und GL verschiedener Nahrungsmittel und die optimale Planung Ihres Fastentages finden Sie auf Seite 112 f.

Und wie ist es mit Eiweiß?

Wir empfehlen Ihnen sicher nicht, an einem Fastentag nichts anderes als Eiweiß zu essen. Doch Sie brauchen eine entsprechende Menge Protein für die Gesundheit Ihrer Muskeln, die Erhaltung der Zellen, die endokrine Steuerung, Immunabwehr und Ihre Leistungsfähigkeit. Protein macht außerdem satt. Es lohnt sich also, es in die erlaubte Kalorienmenge einzurechnen. Empfehlenswert ist die Einhaltung der Empfehlungen der Deutschen Gesellschaft für Ernährung (www.dge.de), welche pro Tag eine Proteinaufnahme von 0,8 Gramm pro Kilogramm Körpergewicht vorsehen. Bei einem Gewicht von 80 Kilogramm sind also 64 Gramm Eiweiß empfohlen.

Wählen Sie »gutes Protein«. Gedämpfter weißer Fisch enthält beispielsweise nur wenig gesättigtes Fett, aber viele Mineralstoffe. Ziehen Sie Geflügel ohne Haut rotem Fleisch vor; wählen Sie fettarme Milchprodukte anstelle von Vollmilchprodukten; versuchen Sie Garnelen, Thunfisch und

Tofu oder andere pflanzliche Proteine. Nüsse, Samen und Hülsenfrüchte (Bohnen, Erbsen und Linsen) sind voller Ballaststoffe und sättigen an »hungrigen Tagen«. Nüsse enthalten zwar viele Kalorien, haben aber ganz allgemein einen niedrigen GI und machen wunderbar satt. Sie sind zwar recht fett und erscheinen Ihnen vielleicht »schlecht«, doch es ist bewiesen, dass Menschen, die Nüsse essen, weniger anfällig für Herzerkrankungen und Diabetes sind als solche, die keine Nüsse essen.[4]

In Eiern steckt nur wenig gesättigtes Fett, aber ein hoher Nährwert. Sie erhöhen Ihren Cholesterinwert nicht und haben nur etwa 90 Kilokalorien pro Stück. Eier zum Frühstück sind an einem Fastentag also durchaus sinnvoll. Zwei Eier mit 50 Gramm Räucherlachs enthalten 250 Kilokalorien. Vor Kurzem ergaben Forschungen, dass Personen, die zum Frühstück Eiprotein zu sich nehmen, eher tagsüber satt sind als jene, deren Frühstück Weizenprotein enthält.[5] Wer sein Ei pochiert oder kocht, vermeidet zusätzliche Kalorien, die beispielsweise beim Braten von Eiern dazukämen. Verzichten Sie also auf den Toast und ersetzen Sie ihn durch gedämpften Spargel.

Weitere Vorschläge für Nahrungsmittel, die Sie an Fastentagen fit und satt machen, und die Vorteile kluger Auswahl finden Sie auf Seite 112f.

Wie Sie das Fasten alltagstauglich gestalten

Wann Sie beginnen

Wenn Sie an keiner Erkrankung leiden und auch nicht zu den Personen gehören, für die Fasten nicht ratsam ist (siehe Seite 127 f.), dann beginnen Sie besser heute als morgen. Fragen Sie sich: Wenn nicht jetzt, wann dann? Eventuell möchten Sie vorher Ihren Arzt fragen. Vielleicht möchten Sie sich darauf vorbereiten – die lebenslange Gewohnheit des Überessens ablegen, den Kühlschrank ausräumen, den letzten Keks aufessen. Oder Sie möchten lieber weiterkommen und in einigen Wochen sichtbare Fortschritte erzielt haben. Beginnen Sie jedoch an einem Tag, an dem Sie sich stark, fest entschlossen und ruhig fühlen. Erzählen Sie Freunden und Verwandten, dass Sie die Fast Diet beginnen, denn ein öffentlich bekannt gegebenes Vorhaben hält man viel eher ein. Vermeiden Sie Fest-, Urlaubs- und andere Tage, an denen besonders viel gegessen wird; das kann auch ein vornehmes Geschäftsessen mit Gebäck, Käseplatte und vier verschiedenen Desserts sein. Machen Sie sich klar, dass an einem geschäftigen Tag die Zeit verfliegt, während sie an einem »faulen« Tag dahinschleicht.

Wenn Sie einen Tag festgelegt haben, gehen Sie ans Werk. Halten Sie Ihre Daten – Gewicht, BMI, Zielgewicht – fest, bevor Sie beginnen. Nehmen Sie sich vor, auch Ihre Fortschritte einzutragen, denn Sie wissen, dass Menschen, die ehrlich aufschreiben, was sie essen und trinken, eher dauerhafte Erfolge erzielen. Dann … atmen Sie tief durch und entspannen Sie sich. Oder noch besser, zucken Sie mit den

Schultern. Das ist keine große Sache: Sie können nichts verlieren, bloß Gewicht.

Wie hart kann es werden?

Wenn Hungergefühle eine Erfahrung sind, die weit zurückliegt, werden sich 500 oder 600 Kilokalorien am Tag wahrscheinlich als Herausforderung erweisen, zumindest anfänglich. Erfahrene Intervallfastende berichten, dass es mit der Zeit wesentlich leichter wird, besonders wenn die Ergebnisse dann im Spiegel und auf der Waage sichtbar werden. Ihr erster Fastentag sollte rasch vorbeigehen, weil Sie alles noch als neu erleben. Ein Fastentag an einem verregneten Mittwoch in Woche drei wird vielleicht mühseliger sein. Ihre Mission lautet: durchhalten! Sie wissen, dass Sie der Schokolade heute widerstehen sollten, aber morgen wieder essen können, was Sie wollen. Das ist das Schöne an der Fast Diet, das unterscheidet sie auch so sehr von anderen Reduktionsdiäten.

Auch wenn Sie der Schokolade heute widerstehen sollten, morgen können Sie wieder essen, was Sie wollen. Das ist das Schöne an der Fast Diet, das unterscheidet sie auch so sehr von anderen Reduktionsdiäten.

Wie man die »Hungerspiele« gewinnt

Harmloser, gelegentlicher, kurzzeitiger Hunger ist kein Grund zur Besorgnis. Wenn Sie bei guter Gesundheit sind, werden Sie nicht bewusstlos zusammenbrechen. Ihr Körper ist darauf ausgelegt, längere Zeit ohne Nahrung auszukommen, auch wenn er durch jahrelanges Naschen und Knabbern etwas aus der Übung ist. Forschungen zeigen, dass der moderne Mensch unterschiedliche Empfindungen für Hunger hält.[6] Die meisten von uns essen einfach, weil es angenehm ist. Man nennt das hedonischen Hunger. Diesem Hunger sollten Sie an Fastentagen zwar widerstehen, dürfen sich aber in dem guten Gefühl wiegen, dass Sie ihm am nächsten Tag nachgeben können, wenn Sie möchten.

Jedenfalls besteht kein Grund, wegen des Hungers in Panik zu verfallen. Beachten Sie, dass das menschliche Gehirn recht geschickt darin ist, uns Hunger vorzugaukeln:

- wenn wir etwas oder jemanden vermissen oder enttäuscht sind,
- wenn wir wütend, traurig, glücklich oder »irgendwie« empfindlich sind,
- wenn wir von Werbung, gesellschaftlichem Umfeld, sinnlichen Reizen, Belohnungen, Gewohnheit, dem Duft nach frisch gebrühtem Kaffee, frisch gebackenem Brot oder gebratenem Speck animiert werden.

Machen Sie sich bewusst, dass dies oft erlernte Reaktionen auf äußere Reize sind, die uns meistens zusätzlich noch zum Geldausgeben verleiten. Dabei verarbeiten Sie noch Ihre letzte Mahlzeit und haben sehr wahrscheinlich keinen echten Hunger. Die »Passagezeit« der Nahrung kann bis zu zwei Tage betragen. Sie ist abhängig vom Geschlecht, Stoffwechsel und der Art der Nahrung.

Hunger kann aggressiv und unangenehm sein, wie echte Messerstiche. Aber er ist veränderlich und leichter zu beherrschen, als Sie vielleicht denken. Und er wird wahrscheinlich erst auftreten, wenn ein großer Teil des Fastentags schon vorüber ist. Er wird auch wieder vergehen. Fastende berichten über ein wellenähnliches Kommen und Gehen des Hungers, nicht über ein stetig anwachsendes, schmerzliches Magenziehen. Sie bemerken differenzierte Hungerzustände, nicht einen anhaltenden, furchterregenden Riesenhunger. Betrachten Sie Magenknurren als gutes Zeichen, als gesunde Botschaft.

Denken Sie auch daran, dass sich Hunger nicht 24 Stunden lang aufbaut. Sie können dem Gefühl entrinnen. Warten Sie einfach ein Weilchen. Sie haben die Oberherrschaft über die Hungergefühle, indem Sie Ihre Gedanken lenken, etwas anderes tun:

- spazieren gehen,
- jemanden anrufen,
- Tee trinken,
- laufen gehen,
- duschen,
- unter der Dusche singen,
- unter der Dusche Tee trinken und singen …

Nach einigen Wochen des Intervallfastens berichten die Menschen im Allgemeinen über reduzierte Hungergefühle.

Das Schwierigste an der Fast Diet oder jeder Art des Fastens sind die ersten Wochen, in denen sich Körper und Geist an neue Gewohnheiten und die neue Ernährung anpassen. Doch die gute Nachricht lautet: Die meisten Menschen passen sich rasch an. Viele berichten uns, es wäre überraschend einfach gewesen. Kimberley, die mit ihrem Ehemann seit einiger Zeit die 5:2-Methode umsetzt, sagt: »Ich bin verblüfft, wie viel Energie ich an den Fastentagen habe. Es ist nicht furchtbar schwer, aber eine kleine Herausforderung. Ich habe es immer wieder mit Weight Watchers® versucht, aber das hier ist wesentlich einfacher. Viele meiner Freunde fragen nach, wie es uns damit geht. Derzeit habe ich das Gefühl, mein Bauch ist kleiner geworden. Der Blutdruck meines Mannes ist um 10 Punkte und mehr gesunken, systolisch und diastolisch.«

Das Wichtigste ist eine Strategie, mit der Sie zurechtkommen. David schrieb beispielsweise: »Bei mir verursacht auch ein kleines Frühstück Hunger für den Rest des Tages, daher esse ich erst spät etwas. Man muss an einen Fastentag mit der richtigen Einstellung herangehen.«

Also Kopf hoch! An einem Fastentag gelten Enthaltung, Zurückhaltung, Zerstreuung und Ablenkung. Sie werden Ihr Gehirn bald neu eingestellt haben. Dann ist Hunger kein Thema mehr.

Morgen ist auch noch ein Tag: Willenskraft, Geduld und verzögerte Befriedigung

Der schönste und anwenderfreundlichste Aspekt der Fast Diet ist vermutlich, dass sie nicht »ewig« dauert. Im Gegensatz zu restriktiven Diäten, mit denen wahrscheinlich viele von Ihnen schon gescheitert sind, ist bei diesem Programm am nächsten Tag immer alles anders. Einfacher. Dann kann es Pfannkuchen zum Frühstück geben, ein Mittagessen mit Freunden, Wein zum Abendessen, Apfelkuchen mit Eiscreme. Dieser Ein-Aus-Schalter ist entscheidend. Denn das bedeutet, dass Sie zwar an einem Fastentag ein Viertel Ihres normalen Kalorienbedarfs zu sich nehmen, am nächsten Tag aber essen können, wie Sie möchten. Die Tatsache, dass Ihr Fasten immer nur vorübergehend sein wird, eine kurze Pause vom Essen, ist unendlich tröstlich.

Wenn Sie nicht fasten, denken Sie nicht ans Fasten – es hat Sie nicht in Besitz genommen, macht nicht Ihr Wesen aus. Es nimmt nicht einmal den Großteil Ihrer Zeit in Anspruch. Im Gegensatz zu Vollzeit-Modediäten werden Sie genussvoll und köstlich essen und an der regelmäßigen Routine der nahrungsbezogenen Ereignisse des normalen Lebens teilhaben. Es gibt keine speziellen Shakes, Riegel, Regeln, Punkte, Eigenheiten. Kein ständiges Neinsagen. Sie werden nicht auf alles verzichten müssen, was konventionelle Diäten letztlich scheitern lässt. Das weiß jeder, der die Mühen langfristiger Diäten aus Erfahrung kennt.

Im Gegensatz zu Vollzeit-Modediäten werden Sie genussvoll und köstlich essen und an der regelmäßigen Routine der nahrungsbezogenen Ereignisse des normalen Lebens teilhaben.

Entscheidend ist, dass Sie mit Geduld und Willenskraft erkennen, dass Sie es bis zum Frühstück am nächsten Tag schaffen werden. Halten Sie sich die Schilderungen Fastender vor Augen, die berichten, wie fantastisch das am nächsten Morgen schmeckt. Der Gesang der Aromen. Tanzende Bissen. Wenn Sie nur noch lässige Nichtbeachtung für gedankenlos Verzehrtes übrighatten, wird sich das nun ändern. Es geht nichts über ein wenig verzögerte Befriedigung – plötzlich schmeckt das Essen wieder.

Konsequenz und Durchhaltevermögen: Wie Sie Ihren persönlichen Rhythmus finden

Die meisten Diäten funktionieren nicht. Das ist nichts Neues. Im Jahr 2007 analysierte ein Team von Psychologen 31 Langzeit-Diätstudien mit folgendem Ergebnis: »Aus mehreren Studien geht hervor, dass Diäten eine zuverlässige Möglichkeit zur Vorhersage der zukünftigen Gewichtszunahme sind ... Wir wollten wissen, welche Beweise es für langfristige Diäterfolge gibt, und fanden, dass genau das Gegenteil bewiesen wird.« Die Analyse ergab, dass man mit Diäten zwar in den ersten Monaten abnimmt, die überwiegende Mehrheit der Diäthaltenden aber innerhalb von fünf Jahren wieder das ursprüngliche Gewicht erreicht, während »mindestens ein Drittel schlussendlich mehr wiegt als vor der Diät.«[7]

Funktionieren kann nur, was vernünftig, durchzuhalten, anpassungsfähig und auf lange Sicht praktikabel ist. Entscheidend ist die konsequente Umsetzung, nicht die Gewichtsabnahme selbst. Daher müssen Ihre Ziele realistisch und das Programm praktikabel sein. Es muss in Ihr alltägliches Leben passen, nicht in das Leben, das Sie gern hätten. Es muss mit Ihnen in den Urlaub fahren, Freunde besuchen, einen langweiligen Tag im Büro bewältigen und Weihnachten überstehen. Um überhaupt machbar zu sein, muss jede Strategie erträglich, organisch und intuitiv sein, kein störender Fremdkörper in Ihrem Leben, der Sie nervt und verunsichert wie ein unbequemes Paar Schuhe.

Während die langfristigen Erfahrungen mit Intervallfasten noch erhoben werden, berichten Fastende, wie leicht es sich in den Alltag einbauen lässt. Sie können sich nach wie vor abwechslungsreich ernähren (wer es je mit Grapefruits oder Kohlsuppe versucht hat, weiß, wie entscheidend das ist). Essen ist immer noch ein Genuss. Sie können leben. Ohne Drama, ohne verzweifeltes Verzichten, ohne Selbstvorwürfe. Ohne Schweiß.

Flexibilität: Ihr Schlüssel zum Erfolg

Ihr Körper ist nicht mein Körper. Meiner ist nicht Ihrer. Es lohnt sich, ein maßgeschneidertes Programm zu entwickeln, das den eigenen Bedürfnissen, dem Tagesablauf, der Familie, den Verpflichtungen, den Vorlieben entspricht. Keiner von uns lebt nach einer Schablone, kein einziges Diätprogramm passt für alle. Jeder hat Eigenarten und Besonderheiten. Hier gibt es keine Gebote, nur Vorschläge. Sie möchten vielleicht in besonderer Weise an einem bestimmten Tag fasten. Sie möchten einmal oder zweimal essen, gleich morgens oder spät am Tag. Sie mögen Rote Bete oder Fenchel oder Blaubeeren. Manche Menschen erwarten genaue Anweisungen, was sie wann essen sollen, andere mögen es lieber zwanglos. Das ist in Ordnung. Es reicht, die Grundprinzipien einzuhalten – 500 oder 600 Kilokalorien am Tag, eine möglichst lange Phase ohne Nahrungsaufnahme, zweimal pro Woche –, und Sie werden viele Vorteile erzielen. Nach einiger Zeit werden Sie nicht mehr sorgfältig Kalorien zählen müssen; Sie werden wissen, was Fasten bedeutet und was Ihnen entspricht.

Erreichtes bewahren

Sobald Sie Ihr Zielgewicht erreicht haben oder ein wenig darunter sind (damit ein wenig Flexibilität und Platz für ein Stück Geburtstagstorte bleibt), können Sie, wenn Sie möchten, zum Erhaltungsmodus übergehen. Dann wird das Fasten auf einen Tag pro Woche reduziert, sodass Sie Ihr Wunschgewicht halten und immer noch die Anti-Aging-Vorteile durch Fasten erzielen können. Natürlich hat ein Tag pro Woche – wenn Sie sich dafür entscheiden – auf lange Sicht vielleicht weniger gesundheitliche Vorteile als zwei; aber er fügt sich nahtlos in Ihr Leben ein, besonders wenn Sie keine weitere Gewichtsabnahme anstreben. Wenn der Strandurlaub näher rückt, eine Hochzeit bevorsteht oder Sie nach Weihnachten von den angelagerten vielen Bratkartoffeln verfolgt werden, können Sie jederzeit einen Gang hochschalten und wieder zwei Tage pro Woche fasten. Sie sind der Boss.

Was Sie erwarten können

Das Erste, was Sie von der Fast Diet erwarten dürfen, ist natürlich Gewichtsabnahme – in manchen Wochen mehr, in manchen weniger; in manchen Wochen geht es vielleicht nicht weiter, in anderen umso mehr. Sie können etwa von einem halben Kilogramm Gewichtsabnahme pro Fastentag ausgehen. Das ist natürlich nicht ausschließlich Fett. Ein Teil ist Wasser, ein anderer die verdaute Nahrung im Körper. Sie sollten jedoch im Verlauf von zehn Wochen etwa viereinhalb Kilogramm Körperfett abbauen, was mehr ist als bei herkömmlicher Kalorienreduktion. Außerdem dürfen Sie erwarten, dass diese Gewichtsabnahme von Dauer ist.

Wichtiger als das Abnehmen ist jedoch, was Sie gewinnen.

Wie sich Ihre Anatomie verändern wird

Sie dürfen erwarten, dass Ihr BMI, Körperfettanteil und Taillenumfang im Verlauf einiger Wochen geringer werden und Ihr Muskelanteil zunimmt. Cholesterinwert, Blutzuckerspiegel und IGF-1-Wert verbessern sich. Dieser Weg führt zu besserer Gesundheit und längerem Leben. Sie wenden ein ungeschriebenes Schicksal ab. Nur die fassbaren Veränderungen werden sofort im Spiegel ersichtlich, sobald Ihr Körper schlanker und leichter wird.

Sie dürfen erwarten, dass Ihr BMI, Körperfettanteil und Taillenumfang im Verlauf einiger Wochen geringer werden und Ihr Muskelanteil zunimmt. Cholesterinwert, Blutzuckerspiegel und IGF-1-Wert verbessern sich.

Nach einigen Wochen werden Sie feststellen, dass Intervallfasten auch beträchtliche »Nebenwirkungen« hat. Neben der offensichtlichen Gewichtsabnahme und den zukünftigen gesundheitlichen Vorteilen gibt es noch subtile Veränderungen, Extras, die sich als Bonus ergeben.

Wie sich Ihr Appetit verändern wird

Stellen Sie sich darauf ein, dass sich Ihre Vorlieben anpassen. Sie werden sehr bald automatisch, ohne zu denken, nach gesunden Nahrungsmitteln greifen. Sie werden Hunger begreifen und damit umgehen lernen, weil Sie nun wissen, wie sich echter Hunger anfühlt. Sie werden auch angenehme Sättigung erkennen, bevor Sie zum Platzen voll sind. Satt, nicht voll. Fazit? Keine »Fress-Kater« mehr, bessere Verdauung, mehr Elan.

Nach sechs Monaten Intervallfasten sollten sich bei Ihren Essgewohnheiten interessante Veränderungen einstellen. Sie werden vielleicht merken, dass Sie nur noch halb so viel Fleisch essen – nicht bewusst, sondern aus einem natürlichen Wunsch heraus. Sie werden wahrscheinlich mehr Gemüse essen. Viele Intervallfastende verzichten instinktiv auf Brot (und damit automatisch auf Butter). Ehemalige »Trostspender« verlieren ihren Reiz. Auch Zucker erscheint nicht annähernd so verlockend wie früher. Eine Tüte Bonbons im Handschuhfach? Muss nicht mehr sein.

An all das müssen Sie natürlich nicht bewusst denken. Wenn es Ihnen so geht wie mir, werden Sie irgendwann das Stück Torte ablehnen, weil Sie keine Lust darauf haben, nicht weil Sie sich Verzicht auferlegen. Diese Wirkung wohnt dem Intervallfasten inne: Es führt zu einer Änderung der Ernährungsgewohnheiten. Und die ist letztlich die langfristige Voraussetzung für gute Gesundheit.

Wie sich Ihre Einstellung verändern wird

Ja, Sie werden schlechte Essgewohnheiten allmählich ablegen. Doch wenn Sie weiterhin bewusst fasten – und auch essen – sollten sich noch verschiedenste andere Veränderungen einstellen, einige unerwartet, andere nicht. Sie werden möglicherweise feststellen, dass Sie ein verzerrtes Gefühl für Portionen hatten, dass Sie gemeint hatten, Sie bräuchten und wollten wirklich einen gehäuften Teller voll. Mit der Zeit wird sich das wahrscheinlich als Übertreibung herausstellen. Die Muffins in den Coffeeshops werden Ihnen allmählich als fette, klebrige Klumpen erscheinen. Eine große Tüte Chips wird monströse Züge annehmen. Aus dem üppigen großen Frühstücksgetränk wird mit der Zeit wohl eine halbe Tasse Kaffee ohne Zucker und Sahne.

Sie werden Ihre bisherigen Essgewohnheiten bald als wortlosen Selbstbetrug entlarven. Das gehört ebenso zum Prozess der Neueinstellung wie alles andere. Sie verändern sich auf jeder Ebene. Gelegentliches Fasten lehrt Sie die Kunst des »disziplinierten Essens«. Und das ist letztlich unser Ziel. All das ist Teil der Verhaltensänderung, die die Fast Diet im Grunde über Fasten und Diäten hinaus zu einer Lebensweise macht. Nach einer Weile haben Sie automatisch und unbemerkt eine neue Einstellung zum Essen erworben: eine überlegte, vernünftige und verantwortungsbewusste.

Intervallfastende berichten auch über mehr Leistungsfähigkeit und emotionales Wohlbefinden. Manche sprechen von einem »Leuchten«. Vielleicht ist es eine Folge der gewonnenen Schlacht um Selbstbeherrschung, vielleicht kommt es von der kleineren Kleidergröße und den Komplimenten oder durch Veränderungen im Stoffwechsel, die auf das Gemüt wirken. Den genauen Grund kennen wir nicht, aber das spielt keine Rolle – es tut gut! Und zwar mehr als eine Torte. Wie es ein Online-Anhänger ausdrückt: »Alles in allem erscheint Fasten einfach richtig. Es ist wie ein Knopf zum Neustart für Ihren gesamten Körper.«[8]

Viele Fastende empfinden es als Erleichterung, wenn sich an Fastentagen nicht länger alles ums Essen dreht. Lassen Sie sich darauf ein. Sie finden zu einer Art Freiheit, wenn Sie sie zulassen. Vielleicht stellen Sie ebenso wie wir fest, dass Sie sich auf das Fasten als eine Zeit der Neuordnung und als Pause von der Nahrungszufuhr freuen.

Und nun wenden wir uns der Realität der Fast Diet zu: Geschichten, Tipps und Lösungen.

Wie Männer fasten: Michaels Erfahrungen

Viele Männer berichteten mir in den letzten Monaten, wie viel sie abgenommen haben, wie überrascht und erfreut sie waren, dass sich das Intervallfasten als so einfach herausgestellt hat. Sie mögen die Einfachheit, dass man auf nichts zu verzichten braucht, keine komplizierten Rezepte benötigt. Ich glaube auch, sie mögen die Herausforderung.

Der britische Schauspieler Dom Joly schrieb, er habe meine *Horizon*-Sendung gesehen und danach 16 Kilogramm abgenommen. Er hat das Gefühl, er könne bei dieser Methode für den Rest seines Lebens bleiben.[9] Attraktiv erscheint ihm dabei das Wissen, dass er am nächsten Tag essen kann, was er will. Er fügte auch hinzu, dass er die Fastentage mittlerweile genießt. Das habe ich schon von einigen Männern gehört. Was Männern am Fasten besonders gefallen dürfte, ist, dass sie es mit minimalem Aufwand in ihr Leben einbauen können. Es hält sie nicht vom Arbeiten, Reisen, Ausgehen oder Trainieren ab. Einige finden sogar, es steigere ihre Leistungsfähigkeit (siehe Seite 125 f. »Sollte ich an Fastentagen trainieren?«).

In einer belgischen Studie nahmen Männer mit einer fettreichen Diät, die vor dem Frühstück auf nüchternen Magen trainierten, weit weniger zu als eine Vergleichsgruppe mit identischer Diät, die nach dem Frühstück trainierte.[10] Diese Studie unterstützt die These, dass Training im nüchternen Zustand den Körper mehr Fett zur Energiegewinnung heranziehen lässt. Zumindest bei Männern.

Für mich hat ein Fastentag mittlerweile einen gewohnten Ablauf. Ich beginne mit einem eiweißreichen Frühstück, normalerweise Rührei oder ein Gericht mit Hüttenkäse. Über den Tag verteilt trinke ich mehrere Tassen schwarzen Kaffee und Tee, arbeite zufrieden die Mittagspause durch und verspüre selten vor dem späten Nachmittag Hunger. Wenn sich Hunger bemerkbar macht, ignoriere ich ihn oder mache einen kleinen Spaziergang, bis er vorüber ist.

Abends esse ich ein wenig Fleisch oder Fisch und einen Berg gedämpftes Gemüse. Weil ich seit dem Frühstück nichts zu mir genommen habe, finde ich das besonders köstlich. Das Einschlafen macht mir nie Probleme. Am nächsten Morgen erwache ich nicht hungriger als üblich.

Wie Frauen fasten: Mimis Erfahrungen

Während die meisten Männer, die ich kenne, gut auf Zahlen und Ziele ansprechen (in Verbindung mit Technik, wenn möglich), zeigt sich, dass Frauen eher ganzheitlich an das Fasten herangehen. Wie bei vielen Dingen im Leben möchten wir wissen, wie es sich anfühlt, ohne dabei außer Acht zu lassen, dass unser Körper einzigartig ist und auch so reagieren wird. Wir sprechen auf Erfahrungsberichte und Unterstützung durch Freunde an. Und wir brauchen manchmal einen Snack.

Ich persönlich ziehe es beispielsweise vor, meine Kalorien am Fastentag in zwei Etappen zu konsumieren – eine früh, eine spät. So geht der Tag mit meiner zweiten Kalorienration zu Ende, und die Zeitspanne zwischen den Mahlzeiten ist lang genug, um meine Aussichten auf gesundheitliche Vorteile und Gewichtsabnahme zu erhöhen. Doch ich brauche dazwischen eine Kleinigkeit, um über die Runden zu kommen. Das Frühstücksmüsli am Fastentag ist zuckerarm, ich esse es mit fettarmer Milch (ein oder zwei Prozent), manchmal mit Erdbeeren und Mandeln. Mittags gibt es immer einen Apfel, der mir für den Tag ausreicht. Zum Abendessen gönne ich mir einen großen, interessanten Salat mit viel Blattgemüse und etwas magerem Protein, Räucherlachs, Thunfisch, Hummus oder Ähnlichem, sobald die Kinder im Bett sind. Den ganzen Tag über trinke ich Mineralwasser mit etwas Limonensaft, literweise Kräutertee und viel schwarzen Kaffee. Das hilft mir durch den Tag.

In den vier Monaten seit Beginn der Fast Diet habe ich bisher sechs Kilogramm abgenommen, mein BMI ging von 21,4 auf 19,4 zurück. Mittlerweile scheint einmaliges Fasten (montags) auszureichen, damit ich mein Wohlfühlgewicht stabil halte.

Wenn Sie mit einem höheren BMI zu kämpfen haben, schöpfen Sie Kraft aus der Tatsache, dass schwerere Menschen ausgezeichnet auf Intervallfasten ansprechen. Die positive Wirkung sollte in relativ kurzer Zeit offenbar werden.

Viele Frauen, die ich kennenlerne, wissen über Diäten gut Bescheid (jahrelange Übung). Von ihnen habe ich einige Tipps, die an Fastentagen nützlich sind. Ich empfehle beispielsweise kleine Bissen, langsames Kauen und Konzentration auf das Essen. Warum soll man beim Essen lesen oder twittern? Wenn es nur 500 Kilokalorien sein sollen, ist es sinnvoll, ihnen Beachtung zu schenken.

Wie für viele Intervallfastende war Hunger auch für mich nie ein Thema. Aus irgendwelchen Gründen – und man fragt sich, ob das die Nahrungsmittelindustrie nicht freut – entwickelte sich in uns Angst vor Hunger, Sorge um einen niedrigen Blutzuckerspiegel und alles Mögliche. Dabei fühlt sich so ein Tag mit wenig Nahrung für mich alles in allem eher emanzipiert als einschränkend an. Doch es gibt ein Auf und Ab. Manche Tage gleiten mühelos dahin, an anderen Tagen scheine ich unterzugehen, was vielleicht an Emotionen, Hormonen oder einfach dem komplizierten Lauf des Lebens liegt. Warten Sie ab, wie es Ihnen geht, und kapitulieren Sie mit Würde, wenn es einmal wirklich nicht Ihr (Fasten-)Tag ist.

Ein Dutzend Wege zu Ihrem Erfolg

1. **Ermitteln Sie zu Beginn Ihr Gewicht und Ihren BMI.** Wie bereits erwähnt, ist es sehr günstig, anfangs den Body-Mass-Index zu ermitteln (»Ermitteln Sie Ihren BMI«, siehe Seite 67). Das klingt abstrakt. Doch es ist die beste Messgröße, die uns für Ihren Weg zu gesunder Gewichtsabnahme zur Verfügung steht. Bedenken Sie, dass der BMI weder Körperbau noch Alter oder ethnische Abstammung berücksichtigt und daher vorsichtig interpretiert werden sollte. Er ist als Wert ein erster Anhaltspunkt. Wiegen Sie sich regelmäßig, aber nicht andauernd. Einmal pro Woche genügt. Der Morgen nach einem Fastentag ist am günstigsten. Dann können Sie zusehen, wie die Kilos purzeln. Wahrscheinlich fällt Ihnen dabei auf, dass sich Ihr Gewicht an Fastentagen deutlich von dem an anderen Tagen unterscheidet. Dies liegt möglicherweise am zusätzlichen Gewicht der Nahrung in Ihrem Körper. Dieser Unterschied von einem Tag auf den nächsten zeigt noch nicht die Veränderungen im Fettanteil. Um eine realistische Zahl zur Bemessung Ihrer

Gewichtsabnahme zu erhalten, nehmen Sie besser den Durchschnitt mehrerer Tage.[11] Doch übertreiben Sie nicht! Machen Sie das Wiegen nicht zur Pflichtübung, weder bei sich noch bei der Nahrungsmenge. Wenn Sie es strukturiert und klar mögen, können Sie Ihre Fortschritte aufzeichnen. Halten Sie sich ein Ziel vor Augen. Was möchten Sie wann erreichen? Bleiben Sie realistisch. Eine überstürzte Gewichtsabnahme ist nicht ratsam. Lassen Sie sich Zeit. Machen Sie einen Plan. Schreiben Sie ihn auf.

Viele Menschen empfehlen ein Diät-Tagebuch. Ergänzen Sie die Zahlen um Ihre Erfahrungen. Versuchen Sie, jeweils »drei gute Dinge« am betreffenden Tag festzuhalten. Das sind Wohlfühlbotschaften, auf die man zurückgreifen kann.

2. **Suchen Sie sich einen Fasten-Freund.** Die Fast Diet braucht nur sehr wenig zum Erfolg, doch die Unterstützung eines Freundes kann wirklich helfen. Erzählen Sie Menschen, dass Sie die Fast Diet machen. So manch einer wird mitmachen, daraus kann ein Netzwerk mit gemeinsamen Erfahrungen entstehen. Da das Programm Männer und Frauen gleichermaßen anspricht, berichten Paare, dass es ihnen gemeinsam leichter fällt. Sie können sich gegenseitig unterstützen und Gesellschaft leisten, ermutigen und gemeinsam lachen. Außerdem werden Mahlzeiten wesentlich leichter, wenn man sie mit jemandem einnimmt, der die Grundsätze der Fast Diet kennt. Im Internet gibt es zahlreiche Diskussionsforen und Newsgroups, durch die man viel Unterstüt-

zung und Informationen erhält. Und es macht unglaublich viel Mut zu wissen, dass man nicht allein ist.

3. **Bereiten Sie Gerichte für den Fastentag vor**, damit Sie nicht erst suchen müssen und allerlei Verlockungen im Kühlschrank ausgesetzt sind. Halten Sie sich an einfache, mühelose, aber schmackhafte Gerichte. Einkaufen und Kochen außerhalb der Fastentage erspart Ihnen unnötige Versuchungen (einfache, sättigende Rezeptvorschläge für Fastentage siehe Kapitel 3). Räumen Sie, ehe Sie mit der Fast Diet beginnen, sämtliches Junkfood aus Ihrer Wohnung. Es wird Sie nur aus dem Schrank heraus anlachen und locken, wodurch Ihr Fastentag unnötig hart wird.
4. **Achten Sie auf die Portionsgröße bei Kalorienangaben.** Steht auf dem Karton: »eine Portion à 30 g«, dann wiegen Sie diese Menge ab. Nun dürfen Sie verblüfft sein. Und dann ehrlich. Da Ihre Kalorienzahl für den Fastentag notwendigerweise reduziert ist, sollten die Mengenangaben genau beachtet werden. Eine Kalorientabelle mit Lebensmitteln, die für die Fastentage geeignet sind, finden Sie in den Kalorientabellen im Anhang. Oder verwenden Sie eine App zum Kalorienzählen. Genauere Angaben erhalten Sie auch im Internet, wo Sie durch die Eingabe von Suchkriterien auch die ernährungsphysiologischen Bedürfnisse berücksichtigen können. Noch wichtiger ist, dass Sie außerhalb der Fastentage keine Kalorien zu zählen brauchen. Sie haben Wichtigeres zu tun.
5. **Warten Sie mit dem Essen.** Versuchen Sie, mindestens zehn bis 15 Minuten hungrig auszuhalten und abzuwar-

ten, ob der Hunger wieder abklingt (wie es natürlich ist). Wenn Sie unbedingt einen Snack benötigen, sollte es einer sein, der den Insulinspiegel nicht erhöht. Versuchen Sie einige Möhrensticks, eine Handvoll Heißluft-Popcorn, ein Stück Apfel oder einige Erdbeeren. Doch picken Sie sich nicht wie ein Huhn durch den Tag. Die Kalorien summieren sich, und bald ist es kein Fastentag mehr. Essen Sie an Fastentagen bewusst. Nehmen Sie wahr, dass Sie essen. (Das ist nicht so seltsam, wie es klingt. Essen Sie nie M&M's®, wenn Sie im Stau stehen?) Achten Sie auch an Nicht-Fastentagen darauf, wann Sie satt sind. Essen Sie dann nicht mehr (das ergibt sich nach einigen Wochen Übung von selbst). Finden Sie heraus, was »satt« für Sie bedeutet. Wir sind alle verschieden und verändern uns mit der Zeit.

6. **Beschäftigen Sie sich.** »Wir Menschen suchen immer nach Beschäftigungen zwischen den Mahlzeiten«, sagte der Sänger Leonard Cohen. Genau, und wohin führt das? Ihr Tag sollte ausgefüllt sein, nicht Ihr Magen! Brad Pilon, Verfechter des Fastens, notierte: »Niemand verspürt in den ersten Sekunden eines Fallschirmsprungs Hunger.« Interessieren Sie sich für etwas anderes als Essen – es muss nicht Fallschirmspringen sein. Ablenkung ist Ihre beste Verteidigung gegen die dunklen Mächte der Nahrungsmittelindustrie, gegen die Croissants und Brezeln an jeder Straßenecke. Und Sie wissen, wenn es unbedingt ein Stück Kuchen sein muss, ist es morgen auch noch verfügbar.
7. **Versuchen Sie es mit »von zwei bis zwei«**, Fasten Sie

also nicht von Schlafenszeit bis Schlafenszeit, sondern von 14:00 Uhr bis 14:00 Uhr. Nach dem Mittagessen nehmen Sie bis zu einem späten Mittagessen am nächsten Tag nur noch wenig zu sich. Auf diese Weise nehmen Sie im Schlaf ab, und die Essensauswahl ist nicht einen einzelnen Tag lang eingeschränkt. Das ist ein guter Trick, erfordert aber ein wenig mehr Konzentration als ein ganzer Tag. Oder fasten Sie von Abendessen zu Abendessen, auch dann ist nicht ein ganzer Tag »nur Fasten, kein Vergnügen«. Das Wichtige ist, dass Sie dieses Programm nach Belieben anpassen können. Wie Ihren Gürtel in drei Wochen.

8. **Scheuen Sie sich nicht, an gutes Essen zu denken.** Ein als Habituation bezeichneter Mechanismus – wonach der Mensch einer Sache umso weniger Reiz beimisst, je mehr er davon hat – führt dazu, dass das Gegenteil, nämlich der Versuch, die Gedanken zu unterdrücken, scheitern wird.[12] Ein hilfreicher Gedankengang wäre es, Nahrung als Freund anzusehen, nicht als Feind. Essen ist nicht magisch, übernatürlich oder gefährlich. Es darf nicht dämonisiert, sondern sollte normalisiert werden. Es ist eben Essen.
9. **Trinken Sie ausreichend.** Finden Sie heraus, welche kalorienfreien Getränke Sie mögen und trinken Sie davon viel. Manche schwören auf Kräutertee, andere auf Mineralwasser und Perlen auf der Zunge, doch Leitungswasser ist ebenso gut. Wir nehmen viel Flüssigkeit mit der Nahrung auf. Das sollten wir beim Fasten durch zusätzliches Trinken kompensieren. Achten Sie auf

Ihren Harn. Er sollte reichlich und hell sein. Zwar gibt es keine wissenschaftliche Begründung für die empfohlenen acht Gläser Wasser pro Tag, doch es gibt gute Gründe, ausreichend zu trinken. Mundtrockenheit ist das letzte Anzeichen von Wassermangel, nicht das erste. Trinken Sie also, bevor sich der Körper beschwert. Vergessen sich nicht, dass sich mit einem Glas Wasser auch ein leerer Magen beruhigen lässt, zumindest vorübergehend. Das verhindert auch, dass Sie Durst mit Hunger verwechseln.

10. **Rechnen Sie nicht mit Gewichtsverlust an einem bestimmten Tag.** Wenn sich auf der Waage eine Woche lang nichts verändert, denken Sie an die gesundheitlichen Vorteile, die sich sicher einstellen, auch wenn die Zahlen gleich bleiben. Sie wissen, was Sie erreichen wollen, nicht bloß engere Jeans, sondern langfristige Vorteile: Abwenden von Krankheiten, Förderung des Gehirns, Verlängerung des Lebens durch Intervallfasten. Betrachten Sie es als Pensionsvorsorge für Ihren Körper.
11. **Seien Sie vernünftig, vorsichtig und hören Sie auf, wenn Sie kein gutes Gefühl haben.** Es kommt darauf an, dass diese Strategie flexibel und nachsichtig umgesetzt wird. Wenn es sein muss, dürfen die Regeln gebrochen werden. Wir veranstalten kein Wettrennen. Bleiben Sie entspannt, nehmen Sie es mit Humor. Wer möchte länger leben, wenn er sich nur noch elend fühlt? Sie möchten nicht unter all der Mühe ächzen und stöhnen. Sie möchten tanzen gehen. Richtig?

12. **Beglückwünschen Sie sich.** Jeder absolvierte Fastentag bedeutet potenzielle Gewichtsabnahme und messbare Gesundheitsvorteile. Sie sind auf der Siegerstraße.

Fasten: Fragen und Antworten

An welchen Tagen sollte ich fasten?

Das spielt keine Rolle. Es ist Ihr Leben, Sie werden wissen, welche Tage am besten passen. Der Montag bietet sich für viele an, vielleicht weil man sich am Beginn einer neuen Woche leichter aufrafft, besonders wenn am Wochenende ausgiebig gefeiert wurde. Aus diesem Grund meiden viele auch Samstage und Sonntage, an denen Familienessen, Einladungen und Partys das Kalorienzählen erschweren. Dann wäre der Donnerstag als zweiter Fastentag gut. Doch bleiben Sie flexibel. Niemand zwingt Sie zu fasten, wenn es nicht passt. Wenn Sie an einem Tag, den Sie als Fastentag vorgesehen haben, besonders unter Stress stehen, in schlechter Verfassung, müde oder schlecht gelaunt sind, versuchen Sie es ein anderes Mal. Jonglieren Sie. Wir wollen keine Einheitsregeln aufstellen, wir wollen einen realistischen Rhythmus für jeden finden. Streben Sie aber nach einem Rhythmus. Auf diese Weise wird das Fasten mit der Zeit vertraut, eine unauffällige Gewohnheit, die Sie annehmen und schätzen lernen. Sie können das Fasten beliebig anpassen, wenn Ihr Leben und Ihr Körper anders werden. Aber lassen Sie nicht zu viele Fastentage aus. Sonst besteht die Gefahr, dass Sie in alte Gewohnheiten zurückfallen. Seien Sie freundlich. Aber bleiben Sie hart.

Sollte ich 24 Stunden fasten?

Eine Fastenperiode von 24 Stunden ist praktisch, schlüssig und eindeutig, insgesamt mehr Erfolg versprechend. Es ist jedoch nur die bequemste Weise, das Fasten zu organisieren. Diese 24 Stunden haben nichts Magisches an sich. Machen Sie es sich einfach und bleiben Sie dabei, stets bedenkend, dass Sie fast ein Drittel verschlafen werden.

Sollte ich an aufeinanderfolgenden Tagen fasten?

Viele der bisherigen Studien sehen aufeinanderfolgende Fastentage vor. Das hat sicher Vorteile, doch soweit wir wissen, gibt es keine Studien, die Fasten an aufeinanderfolgenden mit einzelnen Tagen vergleichen. Aber wir wissen, was sich bei Fastenden wie uns in der Praxis bewährt. Michael versuchte es mit aufeinanderfolgenden Tagen und fand es als langfristige Methode zu schwierig. Daher stellte er auf Fasten an Montagen und Donnerstagen um. Die von uns beobachtete Gewichtsabnahme und Verbesserung der Werte für Blutzucker, Cholesterin und IGF-1 wurden an nicht aufeinanderfolgenden Fastentagen erzielt.

Es gibt auch psychologische Gründe: Wer länger als einen Tag fastet, beginnt es abzulehnen, fühlt sich gelangweilt und beeinträchtigt. Genau das lässt die besten Diätvorsätze scheitern. Es ist ein entscheidender Aspekt dieses Programms, dass Sie nicht überfordert werden, um nicht ans Aufhören zu denken. Bis Sie so weit sind, dass Sie genug davon haben, steht schon das Frühstück auf dem Tisch, und Sie haben einen weiteren Fastentag bewältigt.

Wie viel werde ich abnehmen?

Das wird in erster Linie von Ihrem Stoffwechsel abhängen, von Ihrem Körperbau, Ihrem Ausgangsgewicht, Ihrem Aktivitätsniveau und davon, wie wirksam und ehrlich Sie fasten. In der ersten Woche werden Sie vielleicht Wasser verlieren, was sich auf der Waage deutlich zeigt. Mit der Zeit wird das wöchentliche Kaloriendefizit bewirken, dass Sie dank des einfachen Gesetzes der Thermogenese (Gewichtsverlust tritt ein, wenn weniger Energie zugeführt als verbraucht wird) Fett abbauen. Bleiben Sie fair mit sich, denn ein plötzlicher Gewichtsverlust ist nicht ratsam und sollte nicht angestrebt werden. Sie können sich jedoch in etwa darauf einstellen, in acht Wochen drei Kilogramm abzunehmen.

Ich weiß, dass ich an einem Fastentag bei Nahrung mit niedrigem GI oder GL bleiben sollte. Was ist das Beste?

Wie wir wissen, halten Nahrungsmittel mit niedrigem glykämischem Index oder niedriger glykämischer Belastung den Blutzucker stabil und erhöhen die Chancen auf einen erfolgreichen Tag mit wenig Kalorien. Gemüse und Hülsenfrüchte leisten hier Erstaunliches und sollten im Vordergrund stehen. Sie sind reich an Nähr- und Ballaststoffen und sättigen, enthalten aber relativ wenig Kalorien und belasten den Blutzuckerspiegel nicht. Möhren sind gut für zwischendurch, besonders mit Hummus-Dip, der einen erstaunlichen GI von 6 und eine GL von 0 hat. Auch Obst zu essen ist ratsam, wenngleich einige Früchte besser geeignet sind als andere.

Prüfen Sie den GI-Wert der von Ihnen gewählten Nahrungsmittel online. Eine GI-Tabelle finden Sie beispielsweise unter www.was-wir-essen.de/download/glykaemischer_index.pdf. Stärkehaltige Grundnahrungsmittel sollten Sie genauestens unter die Lupe nehmen:

Nahrungsmittel	GI	GL	Portionsgröße (g)
Kartoffeln, frittiert	75	22	150
Kartoffeln, gebacken	85	26	150
Kartoffeln, gekocht	58	16	150
Kartoffeln, gestampft	85	17	150
Couscous	65	23	150
Teigwaren (Pasta, Hartweizen)	40	20	150
Vollkornreis	48	20	150
Weißer Reis	76	36	150

Die größte Überraschung bei den Grundnahrungsmitteln ist die hohe Belastung des Blutzuckers durch gebackene oder gestampfte Kartoffeln. Meiden Sie solche Stärkelieferanten an Fastentagen und ersetzen Sie sie durch reichlich grünes Gemüse. Füllen Sie Ihren Teller. Seien Sie auch bei Obst vorsichtig. Manche Sorten sind fastenfreundlich, andere verursachen Blutzuckerspitzen und bleiben besser den anderen Tagen vorbehalten.

Nahrungsmittel	GI	GL	Portionsgröße (g)
Ananas	84	7	120
Äpfel	35	5	120
Banane	50	12	120
Datteln	100	42	57
Erdbeeren	38	1	120
Orangen	42	5	120
Rosinen	64	30	57
Weintrauben	45	9	120

Ganze Früchte sättigen besser und länger. Erdbeeren ohne Zucker haben außerordentlich niedrige GI- und GL-Werte und wenig Kalorien. Verständlich, dass manche an Fastentagen eine Schale Erdbeeren zum Frühstück essen. Auffallend ist die hohe Blutzuckerwirkung von Rosinen und Datteln. Meiden Sie diese an Fastentagen. Kalorienangaben finden Sie in den Kalorientabellen im Anhang.

Ganze Früchte sättigen besser und länger.

Ich lese oft etwas über »Superfood« und »intelligentes Essen«. Sollte ich Supernahrungsmittel in den Fastentag einbauen?

Der Ausdruck »Superfood« ist eher eine Marketing-Masche als eine wissenschaftliche Bezeichnung. Ernährungsfachleute vermeiden diesen Begriff. Alle Pflanzen produzieren eine große Bandbreite an sekundären Pflanzenstoffen, die im Körper positiv wirken: Essen Sie sie am Fastentag oder wann immer Sie wollen. Die folgenden Nahrungsmittel schmecken gut und sind kalorienarm. Deshalb sind sie für Ihren Fastentag besonders geeignet:

Obst: Da in den Laboren dieser Welt immer noch nach dem Diät-Wunder gesucht wird, gibt es stets neue Kandidaten, derzeit die gute alte Mandarine. Zitrusfrüchte allgemein und speziell Mandarinen enthalten hohe Konzentrationen an Nobiletin, einer Substanz, die »vor Fettleibigkeit und Arteriosklerose schützt« – zumindest Labormäuse.[13] Wenn Sie Mandarinen mögen, essen Sie sie. Nehmen Sie sich Zeit und genießen Sie Stück für Stück. Dieselbe Forschungsgruppe hatte zuvor entdeckt, dass Grapefruits mit ihrem hohen Gehalt an Naringenin die Leber eher zur Fettverbrennung als zur Speicherung veranlassen.[14] Grapefruits enthalten auch Substanzen wie Liminoide und Lycopin (dem eine Schutzwirkung gegen Krebs und Schlaganfall zugeschrieben wird).[15, 16, 17] Sie enthalten nur etwa 78 Kilokalorien. Dadurch eignen sie sich gut für einen Fastentag. Sie sollten jedoch wissen, dass es zwischen Grapefruits und einigen häufig verwendeten Medikamenten Wechselwirkungen gibt. Wenn Sie beispielsweise Statine einnehmen, fragen Sie Ihren Arzt. Oder entscheiden Sie sich einfach für ein Stück Wassermelone (30 Kilokalorien pro 100 Gramm) oder einen Apfel (etwa 50 Kilokalorien pro 100 Gramm). Er schmeckt, ist knackig und enthält Pektin, einen löslichen Ballaststoff, den der Körper nicht aufnehmen kann, der aber nützlich für die Fettverdauung ist.[18] Äpfel sind das perfekte »Fastfood«, enthalten aber einige Kalorien. Essen Sie den ganzen Apfel, mit Schale und Kerngehäuse. Das wird Ihnen vermutlich nicht schwerfallen, wenn es sich um einen Leckerbissen an einem Fastentag handelt. Eine Handvoll Kirschtomaten oder Erdbeeren (niedriger GI, niedrige GL) ist wohl die beste Lösung zum Beruhigen eines grummelnden Magens. Achten Sie auf Kalorienfallen, bevor Sie zugreifen (siehe Kalorientabellen im Anhang).

Beeren: Blaubeeren enthalten viele antioxidativ wirkende Polyphenole und sekundäre Pflanzenstoffe. Neue Forschungen zeigen, dass diese tapferen kleinen Beeren eventuell sogar den Kampf mit den Fettzellen im Körper aufnehmen, sie abbauen und eine Neubildung hemmen.[19] Beeindruckend, oder? Blaubeeren liefern wertvolles Vitamin C. Wenn Sie sich mit Beeren auskennen, werden Sie sich vielleicht nach weiteren »Supernahrungsmitteln« umsehen: Goji-, Açai-Beeren, Hanf-, Chia-Samen und Spirulina (eine nährstoffreiche blaugrüne Alge). Alle ausgefallen, alle gut.

Gemüse: Achten Sie auf Vielfalt und kombinieren Sie unterschiedliche Farben, Konsistenzen, Geschmacksrichtungen und Formen. Tomaten enthalten viel Lycopin. Gedämpfte Brokkoliröschen enthalten unglaublich viele Nährstoffe (etwa Vitamin K). Grüne Bohnen brauchen ein wenig Zitrone und Knoblauch. Fenchel schmeckt toll, wenn er ganz fein geschnitten wird (mit einem Gemüsehobel), dazu ein paar Orangen-Spalten und ein wenig Saft. Edamame liefern fettarmes Protein und Omega-3-Fettsäuren.

Stärkehaltige Gemüse haben höhere Gl- und Kalorienwerte, machen aber satt. Dosieren Sie vorsichtig und verzichten Sie auf Butter.

Blattgemüse: Dass grüne Blattgemüse optimal für Fastentage sind, versteht sich von selbst. Spinat, Grünkohl, Mangold, Blattsalate – das sind wahre Vitaminwunder mit angenehm wenig Kalorien. Interessanter schmeckt das Blattgemüse noch mit Peperoni, Ingwer, Kreuzkümmel, Pfeffer, Zitronensaft oder Knoblauch. Knoblauch enthält Allicin, die aktive Substanz, die seine Schärfe ausmacht und vermutlich die Zellen schützt, indem es fettreiche Ablagerungen reduziert.[20] Gehen Sie also großzügig damit um und besorgen Sie sich (zuckerfreie) Pfefferminzbonbons.

Kräuter und Gewürze: Kräuter und Gewürze sind hochwirksam, keine Frage. Verwenden Sie regionale Produkte. Eingelegtes Gemüse bietet eine Möglichkeit, Würze und Aroma auf den Teller zu bringen: Gurken, Peperoni, Zwiebeln (Achtung GI) oder Senf.

Nüsse: Wir wissen bereits, dass Nüsse sehr gut für die Fastentage sind. Sie sind sättigend und haben einen niedrigen GI. Mandeln enthalten zwar viele Kalorien, aber auch viel Eiweiß und Ballaststoffe, ebenso Pistazien. Cashewnüsse und Kokosflocken verfeinern jeden Salat. Doch messen Sie sorgfältig ab; Nüsse liefern viele Kalorien.

Samen: Sonnenblumenkerne enthalten gesunde Fettsäuren sowie Eisen, Zink, Kalium, Vitamin E und B1, Magnesium und Selen – all das verpackt in einem winzigen Kern.

Suppe: Wissenschaftler fanden heraus, dass Suppen effektiv die Kalorienaufnahme einer Mahlzeit verringern.[21] Wählen Sie eine leichte Brühe oder Misosuppe. Ziehen Sie sie dicken Cremesuppen vor. Möhren und Koriander harmonieren gut in einer Suppe.

Getreideflocken: Haferflocken sind ein Grundnahrungsmittel mit niedrigem GI, aber mischen Sie die Flocken auch mit anderen Getreidesorten. Probieren Sie auch Bulgur, Couscous, Quinoa. Sie enthalten reichlich Protein und Ballaststoffe, sind leicht zuzubereiten und liefern Eisen.

Milchprodukte: Milchprodukte sind reich an Protein und Kalzium, können aber fettreich sein. Wählen Sie fettarme Varianten und warten Sie mit der Käseplatte bis morgen. Fettarmer Joghurt liefert Protein und – falls gewünscht – Probiotika und macht, wie die Nüsse, länger satt.

Was Sie an einem Fasten- oder jedem Tag auch essen, das Allerwichtigste ist der Genuss. Nehmen Sie sich Zeit. Lassen Sie sich von den Speiseplänen in Kapitel 3 inspirieren.

Was Sie an einem Fasten- oder jedem Tag auch essen, das Allerwichtigste ist der Genuss. Nehmen Sie sich Zeit.

Ich weiß, dass ich viel Gemüse brauche. Was ist besser – roh oder gekocht?

Ob man Gemüse besser roh oder gegart isst, wird noch diskutiert. Der Garvorgang zerstört, wie Rohkostanhänger einwenden, Vitamine, Mineralstoffe und Enzyme, lässt aber auch die Zellulosefasern weicher werden. Das macht Nährstoffe für den Körper leichter verfügbar. Lycopin, ein hochwirksames, in Tomaten enthaltenes Antioxidans, wird durch Garen verfügbar.[22] Ein kleiner Klecks Ketchup ist also keine schlechte Sache. Gekochte oder gedämpfte Möhren, Spinat, Pilze, Spargel, Kopfkohl, Paprikaschoten und viele andere Gemüse liefern gekocht oder gedämpft mehr Antioxidantien als roh, zum Beispiel Carotinoide und Ferulasäure.[23] Der Nachteil des Garvorgangs ist, dass Vitamin C zerstört werden kann. Die Entscheidung ob roh oder gegart ist kompliziert. Unser bester Rat? Essen Sie viel Gemüse, so wie Sie es gern mögen.

Kann ich an »freien Tagen« essen, was ich möchte?

Ja. Auch wenn es der Intuition widersprechen mag, es ist nichts zu meiden, nichts verboten. An den fünf Wochentagen, an denen die Kalorien nicht eingeschränkt sind, essen wir beide nach Belieben – Fish and Chips, Bratkartoffeln, Kekse, Kuchen. Die Illinois-Studie zeigte mit Sicherheit, dass Versuchspersonen, die an »freien Tagen« zu Lasagne, Pizza und Pommes angehalten wurden, dennoch abnahmen.

Versuchen Sie dennoch nicht, sich vollzustopfen und Versäumtes nachzuholen, als handle es sich um ein Wettessen. Es mag überraschen, dass nach einem Tag mit Kalorienbeschränkung kein übermäßiger Appetit auftritt, aber Beobachtungen bestätigen dies immer wieder. Viele Fastende berichten, sie wären am Tag nach dem Fasten nicht besonders hungrig; mehr noch, viele Menschen stellen fest, dass ihre lebenslange Liebe zu zucker- und fettreichen Nahrungsmitteln abnimmt, wenn Intervallfasten zur Lebensweise wird. Bisher können wir über die Ursachen nur spekulieren, doch manche Personen erfahren sicher durch die erzielte Gewichtsabnahme eine Wandlung. Wenn die Kilos purzeln, wächst die Entschlossenheit. Gesündere Ernährung, weniger Pizza, Pasta und Kartoffeln scheinen ein natürlicher Schritt zu sein.

Die Evolution hat den Menschen jedoch zu einem Liebhaber kalorienreicher Speisen gemacht. Dies war einst ein Vorteil. Es gehört vermutlich zu den größten Vorteilen der Fast Diet, dass an fünf Tagen der Woche erlaubt ist, was schmeckt. Dass man nichts entbehren muss, ist psychologisch immens wichtig; es nimmt dem sogenannten Enthemmungseffekt die Wirkung – ein Paradoxon, wonach das Verbot bestimmter Nahrungsmittel die Wahrscheinlichkeit ihres Konsums erhöht.[24] Bedenken Sie auch, dass dies nicht ein Wechsel aus Überessen und Hungern ist: Alles ist genau abgestimmt und moderat. Studien und Erfahrungen zeigen, dass Intervallfasten den Appetit reguliert, nicht extremer macht. Sie könnten an Ihren Nicht-Fastentagen über die Stränge schlagen, alle Eiscremesorten durchprobieren (und hätten dennoch einige Stoffwechselvorteile durch Fasten). Aber Sie werden das nicht tun. Sie werden wahrscheinlich intuitiv auf Ihre Kalorienaufnahme achten, beinahe ohne es zu merken. Ebenso werden Sie vielleicht merken, dass Sie von Natur aus zu gesünderen Lebensmitteln greifen, sobald Ihr Gaumen durch gelegentliches Fasten neu eingestellt ist. Also: ja, essen Sie alles, verbieten Sie sich nichts, aber vertrauen Sie Ihrem Körper, er sagt Ihnen »wann«.

Ist das Frühstück wichtig?

Die Diät-Lehre sagt seit Langem, das Frühstück wäre die wichtigste Mahlzeit des Tages – ohne Frühstück aus dem Haus gehen ist so wie ohne Mantel gehen. Aber das ist nicht unbedingt der Fall. Neuere Forschungen zeigen, dass ein größeres Frühstück ein größeres Mittagessen (und ein größeres Abendessen) nach sich zieht, was natürlich eine höhere Kalorienaufnahme für den ganzen Tag bedeutet.[25] Manche Menschen brauchen Nahrung, bevor sie in den Fastentag starten; andere warten damit lieber bis später. Die Entscheidung liegt bei Ihnen. Vorlieben können sich mit der Zeit auch ändern.

Was kann ich trinken?

Viel – solange es kalorienarm ist. In der Praxis obliegt die Auswahl allein Ihnen, wie bei den meisten Entscheidungen der Fast Diet. Trinken Sie viel Wasser. Es ist kalorienfrei, praktisch gratis, sättigender als Sie denken und verhindert, dass Sie Durst mit Hunger verwechseln. Fügen Sie im Sommer Gurkenscheiben oder etwas Zitrone hinzu. Frieren Sie es ein und lutschen Sie Eiswürfel. Wenn Sie etwas Warmes möchten: Misosuppe enthält Eiweiß, ist Nahrung, hat aber nur etwa 40 Kilokalorien pro Schale (250 ml); Gemüsebrühe erfüllt denselben Zweck. Wie wäre es mit einem Becher heiße Instant-Schokolade (kalorienarm) mit Wasser zubereitet? Der hat weniger als 40 Kilokalorien und spendet tröstliche Gedanken. Kalorienfreie Getränke sind noch besser. Heißes Wasser mit Zitrone erfreut sich beim Fasten großer Beliebtheit. Manche bevorzugen Minzblätter, Gewürznelken, eine Scheibe Ingwer oder etwas Zitronengras im heißen oder kalten Wasser. Wenn Sie gern Kräutertee trinken, bringen Sie mit neuen Geschmacksrichtungen Würze in den Tag (Lakritze und Zimt, Zitronengras und Ingwer, Lavendel, Rose und Kamille ...). Von Grüntee wird vermutet, dass er eine gesundheitsfördernde antioxidative Wirkung hat (noch nicht sicher). Denken Sie daran, dass Tee und Kaffee ohne Milch und Zucker getrunken werden. Fruchtsäfte haben generell einen hohen Zuckergehalt, weniger Ballaststoffe als das frische Obst und liefern versteckte Kalorien. Handelsübliche Smoothies enthalten zum Teil ebenso viel Zucker wie Cola und sehr viele Kalorien. Da sie säurereich sind, schaden sie außerdem Ihren Zähnen. Wenn Sie ein wenig Geschmack brauchen, ersetzen Sie Saft und Smoothies durch stark verdünnte alkoholfreie Schorlen – zum Beispiel Mineralwasser mit einem Schuss Cranberry-Saft und viel Eis.

Was ist mit Alkohol?

Alkoholische Getränke schmecken zwar, liefern aber nur leere Kalorien. Ein Glas Weißwein enthält etwa 120 Kilokalorien, eine Dose Bier (350 ml) 153. Vermeiden Sie Alkohol an Fastentagen möglichst. Das ist eine wunderbare Möglichkeit, die wöchentliche Alkoholmenge zu reduzieren, ohne etwas zu vermissen. Sehen Sie die zwei Fastentage pro Woche als machbaren »Entzug« an.

Und Koffein?

Es gibt immer mehr Hinweise, wonach Kaffee kein sündiges Vergnügen, sondern sogar gut für Sie ist. Er trägt zum

Schutz vor geistiger Degeneration bei, verbessert die Herzgesundheit und reduziert das Risiko für Leberkrebs und Schlaganfall.[26] Trinken Sie also ruhig Kaffee, wenn er Sie in Schwung bringt und erhält. Er ist eine nützliche Maßnahme gegen Langeweile. Eine Kaffeepause ist eine nette Unterbrechung des Tagesablaufs. Aus stoffwechselphysiologischer Sicht gibt es keinen Grund, ihn während des Fastens zu meiden. Sollten Sie unter Schlafstörungen leiden, trinken Sie in der zweiten Tageshälfte nicht zu viel davon. Und Sie sollten ihn natürlich schwarz trinken. Ein großer Becher (450 ml) Karamell-Macchiato hat 224 Kilokalorien… wollte ich nur mal anmerken.

Und wie ist es mit Snacks?

Die Grundidee der Fast Diet ist, Ihrem Körper gelegentlich Ferien vom Essen zu gönnen. Lassen Sie Ihren Mund ruhen. Geben Sie Ihrem Bauch eine Pause. Wenn Sie an einem Fastentag zwischendurch essen müssen, tun Sie es bewusst und sparsam und immer mit Blick auf den GI.

Nahrungsmittel	GI	GL	Portionsgröße (g)
Früchteriegel	93	20	28
Mars-Riegel	5	26	57
Nüsse	27	3	50
Popcorn	72	8	19
Reiswaffeln	80	19	25

Dass Schokoriegel nicht besonders gesund sind, wussten Sie. Aber kannten Sie den Zuckeranteil einiger Früchteriegel und Reiswaffeln? Bedenken Sie, dass industriell hergestellte Nahrungsmittel meist versteckten Zucker enthalten. Sie mögen praktisch sein, haben aber nicht annähernd den ernährungsphysiologischen Wert altmodischer pflanzlicher Nahrungsmittel und Eiweißlieferanten. Probieren Sie Möhren- oder Selleriesticks mit Hummus oder eine Handvoll Nüsse. Vergessen Sie nicht, die Kalorien einzuberechnen (nicht mogeln!).

Ständiges Naschen ist nicht ratsam, auch nicht, wenn es kalorienarme, nährstoffreiche Dinge sind. Schließlich wollen Sie auch Ihren Appetit neu einstellen. Daher dürfen Sie ihn nicht überstimulieren. Verlangt Ihr Mund verzweifelt nach Aufmerksamkeit, trinken Sie etwas.

Was haben einige Chips oder Kekse für Folgen?

Eines möchten wir noch einmal betonen: In diesem Buch geht es um Fasten, den freiwilligen Verzicht auf Nahrung. Die Gründe, warum das gut für Sie ist, gehen weit über die reduzierte Kalorienaufnahme hinaus. Die Vorteile ergeben sich daraus, dass unser Körper für Fastenintervalle geschaffen ist. Hungern ist sicherlich schlecht, doch eine kurze, einschneidende, plötzliche Nahrungsreduktion ist gut (siehe auch Hormesis, »Was uns nicht schadet, macht uns stärker« und »Fasten und Hormesis«).

Ihr Ziel ist also, Ihrem Körper ein wenig nahrungsfreien Raum zu verschaffen. 500 oder 600 Kilokalorien schaden nicht, sie machen das Fasten nicht zunichte. Der Grundsatz, die Kalorien an einem Fastentag auf ein Viertel des Tagesbedarfs zu reduzieren, geht einfach darauf zurück, dass eine systemische Wirkung auf den Stoffwechsel dafür klinisch nachgewiesen ist. 500 oder 600 Kilokalorien sind keine magische Zahl, doch sie sollten strikt eingehalten werden. Damit die Strategie mittelfristig erfolgreich sein kann, ist diese klare Vorgabe nötig.

Extras wie Kekse an einem Fastentag widersprechen Ihren Zielen (ganz zu schweigen von den Blutzuckerspitzen und der damit wohl aufgebrauchten Tagesration). Wenn Sie fasten, müssen Sie Ihre Nahrungsmittel vernünftig und logisch auswählen, wie es hier im Programm erklärt wird. Bleiben Sie willensstark und sagen Sie sich, dass der nächste Tag nicht weit ist.

Kann ich anfangs Diätdrinks als Mahlzeitenersatz verwenden?

Einige Menschen, die Erfahrungen mit Fasten haben, berichten, dass ihnen im Handel erhältliche Diätprodukte über die ersten, und gewöhnlich härtesten, Wochen des Intervallfastens hinweghalfen. Solche Drinks sind einfacher als Kalorienzählen. Sie brauchen an einem Fastentag nur einen Schluck zu nehmen, wenn der Hunger Sie quält. Wir sind keine großen Fans davon und halten echte Nahrung für besser geeignet, aber wenn es hilft, dann tun Sie es. Am besten wählen Sie eine Marke mit geringem Zuckeranteil.

Soll ich beim Fasten Ergänzungspräparate einnehmen?

Die Fast Diet ist ein Programm, das die Nahrungsaufnahme nicht einschränkt, nur unterbricht. Ihre Nährstoffversorgung aus verschiedensten Nahrungsmitteln sollte langfristig relativ gleichmäßig sein und alle benötigten Vitamine und Mineralstoffe enthalten. Wenn, wie wir empfehlen, Protein und Pflanzen im Mittelpunkt Ihres Fastentages stehen, werden Sie alles Wichtige erhalten, ohne dass Sie mit teuren Präparaten Ihre Nahrung ergänzen sollten. Wählen Sie jedoch die Nahrungsmittel für den Fastentag mit Bedacht aus, damit Sie im Verlauf einer Woche ausreichend B-Vitamine, Omega-3-Fettsäuren, Kalzium und Eisen erhalten. Seien Sie umsichtig und ernähren Sie sich gut. Wenngleich wir keine Anhänger von Vitamin- und Mineralstoffpräparaten sind, sollten Sie ein Präparat, das Ihnen von einem Gesundheitsfachmann empfohlen wurde, weiterhin nehmen.

Sollte ich an Fastentagen trainieren?

Warum nicht? Im Interesse der Flexibilität und Normalität besteht kein Grund, von Ihrem üblichen Aktivitätsmuster während des Fastens abzuweichen. Forschungen zeigen, dass auch ein extremeres, dreitägiges Fasten keine negative Wirkung auf die Fähigkeit zu kurzzeitigem Training hoher Intensität oder lang andauerndem Training mäßiger Intensität hat. Leistungssportler scheinen keinen Einbruch ihrer Leistungsfähigkeit zu erfahren, wenn sie gelegentlich fasten. 2008 zeigte eine Studie an tunesischen Fußballspielern während des Ramadan, dass Fasten keine Auswirkungen auf die Leistung hatte (»Jeder Spieler wurde nach Geschwindigkeit, Kraft,

Beweglichkeit, Ausdauer, Pässen und Dribbling bewertet. Keine der Variablen war durch das Fasten beeinträchtigt.«[27])
Tatsächlich kann – und darauf sollten Sie achten, wenn Sie nach optimaler Fitness streben – Training im Fastenzustand zu einer besseren Stoffwechselanpassung führen[28] (was mit der Zeit eine verbesserte Leistung bedeutet), zu einer besseren Muskelproteinsynthese[29] und zu einer gesteigerten anabolen Reaktion auf Nahrung nach dem Training.[30]

Training auf nüchternen Magen scheint auf mehreren Ebenen günstig zu sein. Es veranlasst den Körper, zur Energiegewinnung einen höheren Fettanteil heranzuziehen, nicht nur die kürzlich konsumierten Kohlenhydrate. Wenn Sie Fett verbrennen, speichern Sie es nicht! Wie wir bereits wissen, ergab eine neuere Studie, dass ein Training vor dem Frühstück günstig für Stoffwechselleistung und Gewichtsabnahme ist.[31] Dieselbe Studie deutet darauf hin, dass Bewegung vor dem Frühstück »die verheerende Wirkung des Überessens entschärft«. Das macht das Trainieren im Fastenzustand zu einer praktischen Methode zur Bekämpfung des »Weihnachtswahnsinns«.[32] Gemäß den Autoren der Studie: »Unsere aktuellen Daten lassen schließen, dass Training im Fastenzustand wirkungsvoller ist als Training nach Kohlenhydratkonsum.«

Reagieren Männer und Frauen unterschiedlich auf Intervallfasten?

Zwischen Männern und Frauen bestehen stoffwechselphysiologische und hormonelle Unterschiede. Aus evolutionären Gründen wird Fett unterschiedlich gespeichert und verwertet. Frauen weisen mehr Körperfett auf, speichern es besser und verbrennen es effizienter, wenn sie trainieren.[33]

Zwar gibt es bisher wenige Studien, doch einiges deutet darauf hin, dass Frauen im Fastenzustand besser auf Ausdauertraining ansprechen,[34] Männer besser auf Krafttraining. Nach den Erfahrungsberichten fällt Männern das Trainieren auf nüchternen Magen leichter als Frauen.

Für die Gesundheit allgemein sind die Vorteile des gelegentlichen, kurzzeitigen Fastens für beide Geschlechter ziemlich offensichtlich. Eine beträchtliche Anzahl von Studien wurde mit männlichen Freiwilligen, andere mit einer gemischten Gruppe oder vorwiegend weiblichen Versuchspersonen durchgeführt. Die Freiwilligen in den Studien von Dr. Michelle Harvie, deutlich mehr als 200, waren alle Frauen. Ihre Ergebnisse sind eindrucksvoll und positiv, wenngleich zur Analyse der genauen Wirkung des Fastens auf Hormone, besonders bei Frauen unterschiedlichen Alters, weitere Studien erforderlich sind. Seien Sie vorsichtig und achten Sie auf Ihren Körper, wie es für alle Empfehlungen in diesem Buch gilt. Fasten darf kein Kampf sein, sondern sollte als Weg zu guter Gesundheit angesehen werden. Sollten kurze Fastenperioden Ihren Monatszyklus oder Ihren Schlafrhythmus stören, egal aus welchen Gründen, dann passen Sie die Vorgehensweise an, bis Sie ein angenehmes, Ihnen entsprechendes Gleichgewicht finden.

Kann ich fasten, wenn ich versuche, schwanger zu werden?

Fasten Sie nicht. Punkt. Die Wissenschaft zum Fasten ist noch ganz am Anfang. Es existieren einfach nicht genug klinische Studien, um die Auswirkungen von begrenztem Fasten auf die Fruchtbarkeit abzuschätzen. Seien Sie vorsichtig! Fasten Sie auch nicht, wenn Sie bereits schwanger sind.

Wer darf außerdem nicht fasten?

Wenn Sie so weit gesund sind, sollte kurzes Fasten (mit 500 oder 600 Kilokalorien am Fastentag) in Ordnung sein. Wenn Sie Medikamente, egal welcher Art, einnehmen, fragen Sie bitte vorher Ihren Arzt. Wenn Sie an einer Erkrankung leiden, sollten Sie mit dem behandelnden Arzt sprechen, wie Sie es vor Beginn jeder Art von Diätprogramm tun würden.

Es gibt einige Gruppen, die nicht fasten sollten. Dazu gehören Typ-1-Diabetiker ebenso wie Personen mit Essstörungen. Wenn Sie bereits extrem schlank sind, fasten Sie nicht.

Kinder sollten niemals fasten! Sie sind noch im Wachstum, ihre Ernährung darf in keiner Weise belastet werden. Daher ist dies nur ein Programm für Personen über 18 Jahren.

Werde ich Kopfschmerzen haben?

Wenn ja, liegt das vermutlich eher am Flüssigkeits- als am Kalorienmangel. Vielleicht treten leichte Entzugserscheinungen für Zucker oder Koffein auf – sollten Sie überhaupt auf Ihren Kaffee verzichten wollen. Wegen der auf einen Tag begrenzten Dauer des Fastens sollte das kein großes Problem sein. Trinken Sie weiterhin Wasser. Behandeln Sie Kopfschmerzen so wie zu anderen Zeiten. Wenn Sie sich beim Fasten besonders schlecht fühlen, brechen Sie ab. Sie treffen die Entscheidungen.

Sollte ich mir Gedanken um einen niedrigen Blutzucker machen?

Wenn Sie so weit gesund sind, ist Ihr Körper eine bemerkenswert effiziente, gut funktionierende »Maschine«, fähig – oder sogar darauf ausgelegt –, den Blutzuckerspiegel zu regulieren. Kurzzeitiges Fasten führt kaum zu einer Unterzuckerung. Die seit einiger Zeit kursierende Vorstellung, wir müssten ständig etwas essen, damit der Blutzucker nicht absackt, ist ein Märchen. Wenn Sie die hier vorgestellten Richtlinien einhalten und an Fastentagen auf einen niedrigen GI achten, sollte Ihr Blutzuckerwert stabil bleiben. Doch übertreiben Sie nicht. Wenn Sie über längere Perioden fasten, mehr als zweimal die Woche 24 Stunden, wie es in diesem modifizierten Ernährungsprogramm empfohlen wird, kann es zu einem Abfall in Blutdruck und Blutzucker und zu Schwindelgefühlen kommen. Gehen Sie beim Fasten überlegt vor. Wenn Sie Typ-2-Diabetiker sind, sprechen Sie vor jeder Ernährungsumstellung mit Ihrem Arzt.

Werde ich müde sein?

Kurzzeitiges, bewusstes, modifiziertes Fasten führt nicht zu Abgeschlagenheit. Manche Fastende verzeichnen an einem Fastentag und danach sogar eine erhöhte Leistungsfähigkeit. Wie an anderen Tagen auch werden Sie sich manchmal besser, manchmal weniger gut fühlen. Aus den Erfahrungsberichten geht hervor, dass Intervallfasten eher einen Energieschub hervorruft als Müdigkeit. Probieren Sie es selbst aus. Vielleicht stellen Sie fest, dass ein Fastentag früher zu Ende geht, weil Sie ohnehin früh zu Bett gehen, ohne Alkohol, und reichlich schlafen. So kommen Sie früher zu Ihrem Frühstück.

Werde ich hungrig einschlafen?

Wahrscheinlich nicht, doch das hängt von Ihrem Stoffwechsel und von der Verteilung Ihrer Kalorienration ab. Wenn Sie hungrig sind, lenken Sie sich ab, mit einem Schaumbad, einem guten Buch, Stretching, einer Tasse Kräutertee. Nutzen Sie Erkenntnisse der Psychologen und gratulieren Sie sich, dass Sie einen weiteren Fastentag erfolgreich beendet haben. Überraschen mag, dass in den Erfahrungsberichten nichts von morgendlichem Bärenhunger und Sprint zum Kühlschrank steht. Hunger ist eine diffizile Angelegenheit, Ihr Appetit wird bald seinen Rhythmus finden.

Überraschen mag, dass in den Erfahrungsberichten nichts von morgendlichem Bärenhunger und Sprint zum Kühlschrank steht. Hunger ist eine diffizile Angelegenheit, Ihr Appetit wird bald seinen Rhythmus finden.

Wird mein Körper auf »Hungermodus« umschalten?

Da die Kalorien nicht an jedem Tag reduziert werden, wird Ihr Körper nicht in den sagenumwobenen »Hungermodus« gehen, um den Körperfettanteil zu schützen. Ihr Fasten wird niemals intensiv sein. Es ist stets konservativ und von kurzer Dauer. Ihr Körper wird also Energie aus seinen Fettspeichern beziehen, aber kein Muskelgewebe angreifen. Forschungen zeigen, dass gelegentliches Fasten die Stoffwechselrate nicht reduziert.[35] Sogar absolutes Fasten über drei Tage hintereinander[36] oder an jedem zweiten Tag drei Wochen lang[37] führt zu keiner Reduktion des Grundumsatzes. Intervallfasten führt auch nicht zu einer vermehrten Ausschüttung des hungerstimulierenden Hormons Ghrelin. Wissenschaftler fanden heraus, dass »Ghrelin auch nach 36 Stunden Fasten bei Männern und Frauen unverändert blieb.«[38] Wenn Sie sich an die hier empfohlene moderate, umsichtige Vorgehensweise halten, ist ein kurzes Fenster ohne Nahrung ein wissenschaftlich fundierter Weg zu Gesundheit und Wohlbefinden.

Was ist, wenn an einem meiner Fastentage um mich herum alle essen?

Beteiligen Sie sich, aber nonchalant und bewusst. Unterstützung durch Verwandte und Freunde ist wertvoll, aber zu viel Aufsehen führt nur zu Unsicherheit, lässt die Diät zu einem Hemmnis, einem Hindernis werden. Sie fügt sich dann nicht mehr problemlos und unauffällig in Ihr Leben. Ihre Trumpfkarte ist: Morgen werden Sie wieder normal essen. Manche Tage sind natürlich härter als andere. Es ist nicht verwunderlich, wenn Sie mehr Hunger verspüren und weniger gut fasten können, wenn um Sie herum gefeiert wird oder ein Festessen ansteht. Wenn Sie wissen, dass ein gesellschaftliches Ereignis bevorsteht, fasten Sie einen Tag vorher oder danach. Die Flexibilität des Programms bedeutet – verlangt sogar –, dass Sie zu dieser Hochzeit, Geburtstagsfeier, diesem Jahrestag, dieser Taufe, dieser Bar-Mizwa, dieser Essenseinladung oder in dieses noble Restaurant gehen. Machen

Sie zu Weihnachten, Ostern und anderen großen Festen eine Pause. Ja, es kann sein, dass Sie ein wenig zunehmen. Aber so ist das Leben. Sie dürfen flexibel sein, Pommes, Soßen und sonstige gefährlich gute Dinge essen und dann wieder zu anspruchsvollerem Fasten zurückkehren, wenn die Party vorüber ist.

Wie ist das, wenn ich derzeit fettleibig bin?

Aus klinischen Studien geht hervor, dass Intervallfasten eine nachhaltige Methode – sogar eine der wirkungsvollsten – zur dauerhaften Gewichtsabnahme für fettleibige Personen ist. Je höher das Übergewicht, desto größer wird der Gewichtsverlust zu Anfang sein. Bei Fettleibigkeit ist die Wahrscheinlichkeit groß, dass herkömmliche Reduktionsdiäten nicht erfolgreich sind. Die Fast Diet ist anders. Sie ist flexibel, verursacht keine Schuldgefühle und erlaubt »lustvolles Essen« außerhalb der Fastentage. Von Dr. Michelle Harvie und Professor Tony Howell durchgeführte, schon zitierte Studien zeigten, dass die meisten übergewichtigen Frauen mit Kalorienbeschränkung an zwei Tagen der Woche umgehen und signifikante Mengen Körperfett abbauen können, auch wenn sie seit Langem mit ihrem Gewicht kämpfen. Wie bei Erkrankungen empfehlen wir auch hier ein Fasten unter ärztlicher Aufsicht.

Sollte ich einen dritten Tag hinzufügen, wenn ich rascher Ergebnisse sehen möchte?

Wie Michael bereits schrieb, gibt es solide wissenschaftliche Hinweise von Dr. Krista Varady und ihrem Team zu Vorteilen mit strengem Intervallfasten. In einer Reihe von sorgfältig kontrollierten Studien fasteten Versuchspersonen an jedem zweiten Tag (AF). Bei dieser Form des Intervallfastens werden die Kalorien an jedem zweiten Tag auf 500 Kilokalorien für Frauen und 600 Kilokalorien für Männer reduziert. Die meisten Studienteilnehmer nahmen dabei signifikant ab, verloren hauptsächlich Körperfett und verzeichneten deutliche Verbesserungen einiger Biomarker, einschließlich der Cholesterinwerte.

Ich bin schlank genug, würde aber gern in den Genuss der gesundheitlichen Vorteile des Intervallfastens kommen. Ist das möglich?

Wenn Sie bereits ein gesundes Wohlfühlgewicht haben, können Sie dennoch wirksam fasten. Sie sollten aber überlegen, Ihre Ernährung außerhalb der Fastentage anzupassen und dann kalorienreichere Nahrungsmittel aufzunehmen. Die bedeutendsten Wissenschaftler in diesem Bereich sind alle schlank und fasten dennoch. Mit einiger Übung werden Sie ein Gleichgewicht zwischen Fasten und Essen finden, mit dem Sie Ihr Gewicht im vorgesehenen Bereich halten können. Sie können auch einmal in acht bis zehn Tagen fasten anstatt zweimal pro Woche. Es gibt keine Studien über die Wirkung. Handeln Sie nach Ihrem gesunden Menschenverstand. Achten Sie auf die Waage und nehmen Sie nicht weiter ab. Wenn Sie jedoch bereits extrem schlank sind oder an einer Essstörung leiden, ist von Fasten jeglicher Art abzuraten. Fragen Sie im Zweifelsfall Ihren Arzt.

Die Fast Diet wird wahrscheinlich Ihr Leben verlängern. Sie wird Ihren Appetit mäßigen und die Gewichtsabnahme fördern. Die Wirkung zeigt sich rasch, oft schon eine Woche nach Beginn des zweimaligen Fastens.

Ist es zu spät für einen Anfang?

Im Gegenteil, es ist keine Zeit zu verlieren. Die Fast Diet wird wahrscheinlich Ihr Leben verlängern. Sie wird Ihren Appetit mäßigen und die Gewichtsabnahme fördern. Die Wirkung zeigt sich rasch, oft schon eine Woche nach Beginn des zweimaligen Fastens. Alles deutet auf ein gesünderes, schlankeres, längeres Alter hin, auf weniger Arzttermine, mehr Energie, bessere Krankheitsabwehr. Unsere Empfehlung? Beginnen Sie gestern!

Wie lange sollte ich weitermachen?

Interessanterweise sieht das Ernährungsschema der Fast Diet ähnlich aus wie das Verhalten von Natur aus schlanker Menschen. An einigen Tagen essen sie nur Kleinigkeiten, an anderen langen sie kräftig zu. So sieht die Fast Diet auf lange Sicht aus. Während Sie das zu Ihrer Routine machen, wird sich Ihre Kalorienaufnahme an Fastentagen und dazwischen auf natürliche Weise mäßigen, bis sie Ihnen zur zweiten Natur wird. Wenn Sie Ihr Zielgewicht erreicht haben, können Sie die Häufigkeit des Fastens ändern. Das spielt sich ein. Aber bleiben Sie aufmerksam. Ihr Ziel ist eine dauerhafte Veränderung Ihres Lebens, keine Blitz-

oder Modediät, kein Partythema. Es handelt sich um einen langen Weg zu nachhaltiger Gewichtsabnahme. Akzeptieren Sie das Fasten als dauerhaften Bestandteil Ihres Lebens – in geeigneter Form, aber für immer. Fürs Leben.

Fasten in Zukunft: Wie geht es weiter?

Gefastet wird, wie bereits erwähnt, seit Jahrtausenden, doch die Wissenschaft befasst sich noch nicht lange damit. Erste Beweise für die langfristigen Vorteile der Kalorienreduktion fanden sich vor etwas über 80 Jahren an der Cornell University, als Ernährungswissenschaftler bei ihrer Arbeit mit Ratten entdeckten, dass sie länger leben, wenn die Nahrungsmenge wesentlich eingeschränkt wird. Viel länger.

Seither gibt es immer mehr Hinweise, dass Tiere nicht nur ein längeres und gesünderes Leben haben, wenn sie weniger fressen, sondern auch wenn man sie zwischendurch immer wieder fasten lässt. In den vergangenen Jahren wandte sich die Forschung allmählich von den Nagern ab und den Menschen zu, wo sich dieselben Muster zeigten.

Und was kommt jetzt? Dr. Valter Longo führt nach seiner Pionierarbeit mit IGF-1 nun einige Studien zusammen mit Kollegen der Universität Südkalifornien durch, in denen die Wirkung des Fastens bei Menschen mit einer Krebserkrankung untersucht wird. Sie konnten bereits zeigen, dass Fasten das Risiko einer Krebserkrankung reduziert. Nun wird weiter untersucht, ob Fasten auch die Wirksamkeit einer Chemo- und Radiotherapie erhöhen kann.

Dr. Michelle Harvie und Professor Tony Howell in Manchester leisteten bereits bahnbrechende Arbeit, indem sie verschiedene Formen von zweitägigen Intervallen der Energieeinschränkung entwickelten und testeten. In diesem Buch wurden einige ihrer Studien an Hunderten weiblicher Versuchspersonen zitiert. Die Ergebnisse zeigen, dass man ebenso effektiv abnehmen kann, indem man die Kalorienzahl auf Intervallbasis reduziert, wie durch tägliche Kalorienbeschränkung.

Dr. Mark Mattson ergänzt seine Dutzende Forschungsarbeiten beständig um neue, die sich mit der Wirkung des Fastens und des Intervallfastens auf das Gehirn beschäftigen. Besonders interessiert uns das Ergebnis einiger seiner laufenden Studien, die sich näher damit befassen, was im Gehirn der Versuchspersonen während des Intervallfastens passiert.

Außerdem untersucht sein Team mögliche Wirkstoffe, denn es steht außer Frage, dass viele Menschen trotz der offensichtlichen Vorteile nicht fasten möchten. Daher wird beispielsweise das Medikament Byetta untersucht, das in der Diabetes-Behandlung eingesetzt wird, aber auch den Wachstumsfaktor BDNF zu aktivieren scheint. Wahrscheinlich schützt dies das Gehirn vor Schäden des Alterns. Man hofft, dass Byetta oder ein ähnliches Medikament das Fortschreiten einer Demenz mindestens verzögern, wenn nicht sogar vorbeugen wird.

Intervallfasten zählt zumindest bis jetzt zu einem der bestgehüteten Geheimnisse der Wissenschaft. Wir sind persönlich sehr gespannt darauf, wie sich diese ganz besondere Geschichte entwickeln wird.

3. Speisepläne

Kochtipps für Fastentage

1. Sie dürfen gern mehr Blattgemüse mit wenig Kalorien und niedrigem GI verwenden, als hier angegeben. Man kann kaum zu viel Blattgemüse essen. Wenn Sie ein bestimmtes Volumen an Nahrung benötigen, nutzen Sie diese Möglichkeit. Geröstetes Gemüse schmeckt lecker, leicht Gedämpftes ist am bekömmlichsten. Besorgen Sie sich einen Bambusdämpfer mit mehreren Einsätzen und garen Sie Protein und Gemüse mehrlagig.
2. Manche Gemüse sind gegart besser verwertbar, andere isst man lieber roh (Näheres siehe Seite 117 f.). Beim Garen bestimmter Gemüse – wie Möhren, Spinat, Pilze, Spargel, Kohl und Paprikaschoten – wird die Zellstruktur zerstört, ohne dass Vitamine verloren gehen. Dadurch kann unser Körper sie besser verwerten. Bei rohem Gemüse erleichtert ein Gemüsehobel die Vorbereitung enorm.
3. Fastentage sollten fettarm, aber nicht fettfrei gestaltet werden. Ein Teelöffel Olivenöl kann bedenkenlos zur Zubereitung oder Geschmacksverbesserung über das Gemüse geträufelt werden. Geben Sie eine leichte Öl-

marinade über Ihren Salat; so werden die fettlöslichen Vitamine besser aufgenommen. In den Speiseplänen kommen auch Nüsse und fettreicheres Fleisch wie das vom Schwein vor.

4. Die Säure in Zitronen- und Orangensaft sorgt dafür, dass aus grünem Blattgemüse wie Spinat und Grünkohl mehr Eisen aufgenommen werden kann. Gut schmeckt die Kombination Brunnenkresse und Orange, eventuell mit Sesam, Sonnenblumenkernen oder blanchierten Mandeln bestreut, die schön knackig sind und etwas Eiweiß beisteuern.
5. Verwenden Sie immer eine antihaftbeschichtete Pfanne, so brauchen sie weniger kalorienreiches Fett. Fügen Sie lieber etwas Wasser als zusätzliches Öl hinzu, um etwas aus der Pfanne zu lösen.
6. Wiegen Sie die Zutaten nach der Vorbereitung (Putzen, Schneiden, Hacken und so weiter), damit die Kalorienzahl stimmt. Sie benötigen dazu eine Küchenwaage.
7. Bei den Rezepten mit Milchprodukten sollten Sie weniger fetten Käse und Milch mit ein oder zwei Prozent Fett verwenden. Bevorzugen Sie fettarmen Joghurt. Verzichten Sie an einem Fastentag auf Caffè Latte und auf Butter, sie sind Kalorienfallen.
8. Meiden Sie auch »weiße« Kohlenhydratlieferanten (Brot, Kartoffeln, Teigwaren). Wählen Sie stattdessen solche mit niedrigem GI, wie Gemüse, Bohnen und Linsen sowie Vollkornzerealien. Greifen Sie zu Vollkornreis und Quinoa. Haferbrei zum Frühstück macht länger satt als Zerealien.

9. Achten Sie am Fastentag auch auf Ballaststoffe. Essen Sie Äpfel und Birnen mit ihren Schalen, Haferflocken und reichlich Blattgemüse.
10. Kochen Sie mit Aromen: Peperoni verleihen jedem pikanten Gericht eine besondere Note. Essig, etwa Balsamico, liefert ein wenig Säure. Verwenden Sie auch frische Kräuter, sie sind praktisch kalorienfrei, geben dem Gericht aber Charakter.
11. Protein macht Sie besser und länger satt. Halten Sie sich an fettarmes Eiweiß, auch aus Nüssen und Bohnen. Entfernen Sie vor der Zubereitung von Fleisch die Haut und sichtbares Fett.
12. Suppe kann an einem Fastentag die Rettung sein, besonders wenn es eine leichte Brühe mit viel Blattgemüse ist (Misosuppe wäre ideal). Suppe ist sättigend und eine gute Möglichkeit, den Inhalt des Kühlschranks aufzubrauchen.
13. Verwenden Sie zum Süßen eventuell Agavendicksaft wegen des niedrigen GI.

Protein macht Sie besser und länger satt.

Speisepläne mit 500 Kilokalorien pro Tag

Tag 1

Frühstück (142 kcal)

- Knapp 100 g fettarmer Hüttenkäse (78 kcal)
- Eine Birne (100 g, 40 kcal)
- Eine frische Feige (55 g, 24 kacl)

Abendessen (352 kcal)

Sashimi (327 kcal)

- Je 3 bis 5 Stück Lachs- (100 g, 180 kcal) und Thunfisch-Sashimi (100 g, 136 kcal)
- 2 Teelöffel Sojasoße (2 kcal)
- Wasabi
- Eingelegter Ingwer (9 kcal)
- Eine Mandarine (70 g, 25 kcal)

Kalorien pro Tag: 494 kcal

Tag 2

Frühstück (190 kcal)

- Haferbrei aus 40 g Hafergrütze (160 kcal) und Wasser
- Knapp 50 g frische Blaubeeren (30 kcal)

Abendessen (306 kcal)

Hähnchenpfanne (281 kcal)

140 g Hühnerfilet (148 kcal) in Streifen schneiden. In einer beschichteten Pfanne in 1 Teelöffel Olivenöl (27 kcal) mit 1 Teelöffel fein gehacktem Ingwer (2 kcal), 1 Esslöffel gehackten Korianderblättern (3 kcal), 1 zerdrückten Knoblauchzehe (3 kcal), 2 Teelöffeln Sojasoße (3 kcal) und dem Saft von 1/2 Zitrone (1 kcal) unter Rühren braten, bis es leicht gebräunt ist. Wenn es in der Pfanne haftet, Wasser zufügen.

50 g Zuckerschoten (12 kcal), 100 g fein geschnittenen Weißkohl (26 kcal) und 2 große Möhren, geputzt und in dünne Streifen geschnitten (160 g, 56 kcal), zufügen. Weitere 5 bis 10 Minuten braten, bis das Hühnerfleisch gar ist. Wenn nötig, Wasser zufügen.

Eine Mandarine (70 g, 25 kcal)

Kalorien pro Tag: 496 kcal

Tag 3

Frühstück (125 kcal)

- Ein kleines gekochtes Ei (90 kcal)
- ½ Grapefruit (35 Kalorien)

Abendessen (371 kcal)

Vegetarisches Chili (258 kcal)

1 gehackte Knoblauchzehe (3 kcal) und 1/2 große rote Chilischote, geputzt und fein gehackt (3 kcal), in 1 Teelöffel Olivenöl (27 kcal) in einer beschichteten Pfanne braten. Eine Prise gemahlenen Kreuzkümmel und 2 kleine weiße Champignons oder 1 großen weißen Champignon, gehackt (3 kcal), hinzufügen. 5 Minuten dünsten. Wenn es haftet, Wasser zufügen.

200 g gehackte Tomaten aus der Dose mit Saft (32 kcal) und 200 g Kidneybohnen (Dose), abgespült und abgetropft (190 kcal), einrühren. 10 Minuten schwach kochen lassen.

Dazu 80 g gegarten Vollkornreis (113 kcal) servieren.

Kalorien pro Tag: 496 kcal

Tag 4

Frühstück (178 kcal)

- 113 g Räucherlachs (132 kcal)
- 1 Stück Roggenknäckebrot à 10 g (35 kcal)
- 1 ½ Teelöffel fettarmer Frischkäse (11 kcal)

Abendessen (322 kcal)

Thai-Salat (322 kcal)

50 g Reis-Fadennudeln (194 kcal) laut Packungsangaben in Wasser einweichen.

2 Esslöffel Thai-Fischsoße (20 kcal), den Saft einer Li-

mone (1 kcal), 1 Teelöffel Zucker (16 kcal), 2 Frühlingszwiebeln (weiße und grüne Teile), geputzt und fein geschnitten (5 kcal), und 1 sehr kleine rote Chilischote, fein gehackt (1 kcal), in einer Schüssel verrühren. 10 sehr kleine gegarte und geschälte Garnelen (30 kcal) und 2 große Möhren, geschält und gerieben (55 kcal), dazugeben. Die Nudeln abseihen und dazugeben. Gut mischen.

Kalorien pro Tag: 500 kcal

Tag 5

Frühstück (171 kcal)

Erdbeer-Smoothie (171 kcal)

1 kleine Banane (100 g, 95 kcal), 150 g Magerjoghurt (62 kcal), 7 Erdbeeren, geputzt (50 g, 14 kcal), und etwas Wasser mit einigen Eiswürfeln im Mixer zu cremiger Konsistenz verarbeiten. Sofort servieren.

Abendessen (325 kcal)

Tilapia aus dem Ofen (202 kcal)

Backofen auf 200°C vorheizen. Eine kleine Auflaufform mit sehr wenig Backspray besprühen. Ein Tilapia-Filet von 200 bis 225g (202 kcal) hineinlegen und mit getrockneten Kräutern oder gemahlenen Gewürzen nach Wahl bestreuen. 15 bis 20 Minuten im Backofen garen.

Dazu ein kleines pochiertes Ei (61 g, 90 kcal) und 100 g bissfest gedämpfte Brokkoli-Röschen oder gehackten Brokkoli-Raab (33 kcal) reichen.

Kalorien pro Tag: 496 kcal

Tag 6

Frühstück (223 kcal)

- Ein kleiner Apfel, geschnitten (100 g, 47 kcal)
- Eine kleine Mango, geschält und entsteint (150 g, 86 kcal)
- Ein kleines gekochtes Ei (61 g, 90 kcal)

Abendessen (267 kcal)

Salat mit Thunfisch, Bohnen und Knoblauch

140 g weiße Bohnen (Dose), abgespült und abgetropft (108 kcal), 120 g fester Thunfisch (in Wasser), abgetropft (119 kcal), 90 g Kirschtomaten (16 kcal) und 30 g jungen Blattspinat (8 kcal) in einer großen Salatschüssel mischen.

In einer kleinen Schüssel eine zerdrückte Knoblauchzehe (3 kcal), Saft und Schale einer unbehandelten Zitrone (1 kcal), ½ Teelöffel Olivenöl (12 kcal) und einen Spritzer Weißweinessig verrühren. Über den Salat träufeln und gut durchmischen.

Kalorien pro Tag: 490 kcal

Tag 7

Frühstück (140 kcal)

- Ein kleines gekochtes Ei (61 g, 90 kcal)
- 3 extradünne Scheiben Schinken, ohne Fett (25 kcal)
- Eine Mandarine (70 g, 25 kcal)

Abendessen (358 kcal)

Gemüse-Pizza (358 kcal)

Backofen auf 200°C vorheizen. Eine Weizenvollkorn-Tortilla von 20 cm (144 kcal) mit 1 Esslöffel Tomatenmark (5 kcal) bestreichen und mit 55 g frischem, in Würfel geschnittenem Mozzarella (159 kcal) belegen. Darauf 170 g kurz gedämpftes Gemüse (50 kcal) verteilen; Pilze, rote Paprika, Zucchini, rote Zwiebel, Aubergine, Spinat eignen sich bestens. Mit italienischen Kräutern bestreuen. 5 bis 10 Minuten überbacken, bis der Käse geschmolzen ist.

Kalorien pro Tag: 498 kcal

Tag 8

Frühstück (256 kcal)

Rührei mit Räucherlachs (256 kcal)

2 kleine Eier (180 kcal) und 1 Esslöffel Magermilch (5 kcal) miteinander verschlagen. In einer beschichteten Pfanne ohne Fett unter Rühren braten, bis die Mischung stockt, aber nicht ganz trocken ist. Vom Herd nehmen und 50 g Räucherlachs, in Streifen geschnitten (71 kcal), unterrühren.

Abendessen (244 kcal)

Röstgemüse mit Balsamico und Parmesan (195 kcal)

Backofen auf 200°C vorheizen. Eine Auflaufform mit sehr wenig Backspray besprühen. 10 Kirschtomaten (150 g, 27 kcal), ½ kleine Zucchini, geputzt und in Scheiben geschnitten (50 g, 9 kcal), ½ Aubergine, in Scheiben geschnitten (75 g, 11 kcal), und 1 rote Paprikaschote, fein geschnitten (160 g, 50 kcal), in der Auflaufform mischen. Mit frischen Basilikumblättern (1 kcal) bestreuen und mit ½ Teelöffel Balsamico-Essig (6 kcal) beträufeln. 20 bis 25 Minuten im Backofen garen, dabei gelegentlich umrühren, bis das Gemüse weich und leicht gebräunt ist. Vor dem Servieren mit 2 Esslöffeln Parmesan (90 kcal) bestreuen.

2 Mandarinen (50 kcal)

Kalorien pro Tag: 500 kcal

Tag 9

Frühstück (130 kcal)

- 150 g fettarmer Naturjoghurt (62 kcal)
- 30 g frische Blaubeeren (18 kcal)
- 6 extradünne Scheiben Schinken, ohne Fett (50 kcal)

Abendessen (360 kcal)

Nizza-Salat mit Feta (360 kcal)

1 kleines Ei (90 kcal) hart kochen, abkühlen lassen, schälen und hacken. Das Ei in einer Salatschüssel mit einem mittelgroßen Blatt romanischem Salat, gehackt (3 kcal), 50 g gedämpften grünen Bohnen, gehackt (12 kcal), und 100 g Gurke, ungeschält, gehackt (10 kcal), mischen. Gut durchrühren.

90 g zerkrümelten Fetakäse (225 kcal), 6 schwarze Oliven (18 g, 19 kcal) und 1 Esslöffel gehackte Petersilie (1 kcal) darüberstreuen. Mit Weißweinessig beträufelt servieren.

Kalorien pro Tag: 490 kcal

Tag 10

Frühstück (290 kcal)

Käse-Tomaten-Omelette (290 kcal)

2 kleine Eier (180 kcal) und 1 Esslöffel Magermilch (5 kcal) miteinander verquirlen. Ohne Rühren in einer beschichteten Pfanne ohne Fett braten, bis die Mischung stockt, aber oben noch ein wenig feucht ist. Mit 2 sehr dünnen frischen Tomatenscheiben (5 kcal) und 35 g Schmelzkäse-Scheiben (100 kcal) belegen. Vom Herd nehmen, abdecken und servieren, wenn der Käse geschmolzen ist.

Abendessen (209 kcal)
Insalata Caprese für Fastentage (191 kcal)

55 g frischen Mozzarella in Scheiben schneiden (159 kcal). 1 mittelgroße Fleischtomate in Scheiben schneiden (26 kcal). Die Scheiben abwechselnd auf einem Teller anordnen. Mit frischen Basilikumblättern bestreuen und mit ½ Teelöffel Balsamico (6 kcal) beträufeln.

65 g Erdbeeren, geputzt (18 kcal)

Kalorien pro Tag: 499 kcal

Speisepläne mit 600 Kilokalorien pro Tag

Tag 1

Frühstück (283 kcal)
Champignon-Spinat-Frittata (245 kcal)

½ mittelgroße Zwiebel, fein geschnitten (27 kcal), in 1 Teelöffel Olivenöl (27 kcal) in einer beschichteten Pfanne glasig dünsten. 2 kleine weiße Champignons oder 1 großen weißen Champignon gehackt (3 kcal) hinzufügen und weiterdünsten, bis die Champignons weich zu werden beginnen. 30 g jungen Blattspinat (8 kcal) hinzufügen und weitere 2 Minuten dünsten. 2 kleine Eier, verquirlt (180 kcal), eingießen. Ohne Rühren 5 Minuten braten, abschließend mit Oberhitze im Backofen oder im Grill fertig garen, bis die Eiermasse zu stocken beginnt.

130 g ganze Erdbeeren, geputzt (38 kcal)

Abendessen (312 kcal)

Kurz gebratener Thunfisch mit Gemüse (312 kcal)

1 kleine rote Paprikaschote, Stiel und Kerne entfernt (38 kcal), und 1 kleine Zucchini, geputzt (18 kcal), in etwa ½ cm dicke Scheiben schneiden. In einer Schüssel mit 1 Teelöffel Olivenöl (27 kcal) verrühren. Vorsichtig würzen. Eine Grillpfanne auf mittelhoher Stufe erhitzen und das Gemüse darin von jeder Seite 5 Minuten braten, einmal wenden. Auf einem Teller anrichten, mit etwas Zitronensaft beträufeln.

In derselben Pfanne ein Thunfisch-Steak (170 g, 229 kcal) braten, einmal wenden. Den Fisch mit dem Gemüse und etwas zusätzlichem Zitronensaft anrichten.

Kalorien pro Tag: 595 kcal

Tag 2

Frühstück (288 kcal)

- 2 kleine pochierte Eier (180 kcal)
- 1 Scheibe Vollkorntoast (78 kcal)
- 30 frische Himbeeren (120 g, 30 kcal)

Abendessen (304 kcal)

Lachsfilet mit Tomaten (279 kcal)

Backofen auf 200°C vorheizen. Eine kleine Auflaufform mit sehr wenig Backspray besprühen. Ein Lachsfilet von 140 g, ohne Haut (252 kcal) mit 10 Kirschtomaten (27 kcal) in die Auflaufform legen. 15 bis 20 Minuten im Backofen garen, bis der Fisch durch ist.

Dazu 110 g geschnittene, gedämpfte grüne Bohnen (25 kcal) reichen.

Kalorien pro Tag: 592 kcal

Tag 3

Frühstück (308 kcal)

Frühstücksmüsli (308 kcal)

50 g Haferflocken (201 kcal) mit 1 kleinem, mit Schale geriebenem Apfel (47 kcal) mischen. Mit 180 ml Magermilch

verrühren. Kurz einwirken lassen, damit die Haferflocken weich werden.

Abendessen (292 kcal)

Caesar-Salat ohne Kohlenhydrate (292 kcal)

Eine Grillpfanne auf mittelhoher Stufe erhitzen. 2 Scheiben Räucherschinken (86 kcal) darin 4 bis 5 Minuten braten, dabei einmal wenden. Abkühlen lassen und grob hacken.

Ein Hühnerfilet von 140 g (148 kcal) waagerecht halbieren, sodass zwei dünne Filets entstehen. Von jeder Seite 3 bis 4 Minuten braten, bis sie gar sind. Würfelig schneiden. Die Fleischwürfel auf etwa 100 g gehacktem romanischem Salat (16 kcal) anrichten. Mit 1 Esslöffel geriebenem Parmesan (22 kcal) bestreuen, mit 1 Esslöffel fettarmem Caesar-Dressing (20 kcal) beträufeln. Den Räucherschinken darüberstreuen.

Kalorien pro Tag: 600 kcal

Tag 4

Frühstück (340 kcal)

Käse-Tomaten-Omelett (290 kcal)

2 kleine Eier (180 kcal) und 1 Esslöffel Magermilch (5 kcal) miteinander verrühren. Ohne Rühren in einer beschichteten Pfanne ohne Fett braten, bis die Mischung stockt, aber oben

noch etwas feucht ist. Mit 2 sehr dünnen frischen Tomatenscheiben (5 kcal) und 35 g Schmelzkäse-Scheiben (100 kcal) belegen. Vom Herd nehmen, abdecken und servieren, wenn der Käse geschmolzen ist.

2 Mandarinen (50 kcal)

Abendessen (260 kcal)

Asiatischer Steak-Kohl-Salat (260 kcal)

Ein Lendensteak von 85 g (120 Knoblauch) in 1 Teelöffel Sojasoße (1 Kalorie), dem Saft einer Limone (2 kcal) und einer zerdrückten Knoblauchzehe (3 kcal) etwa 10 Minuten marinieren. Eine Grillpfanne auf mittelhoher Stufe erhitzen. Das Steak aus der Marinade nehmen und mit einmaligem Wenden nach Wunsch braten. Abkühlen lassen.

Für den Kohlsalat: in einer Schüssel 1 kleine Möhre, geschält und gerieben (18 kcal), 90 g Wirsing, geraffelt (24 kcal), und eine Handvoll Korianderblätter, gehackt (1 kcal), mischen. In einer zweiten Schüssel 1 Teelöffel Zucker (16 kcal) mit 1 Esslöffel Thai-Fischsoße (10 kcal), dem Saft einer Limone (2 kcal) und einer zerdrückten Knoblauchzehe (3 kcal) verrühren. Über den Salat gießen und gut durchmischen. Auf einem Teller anrichten. Das Steak schneiden und darauf verteilen. Darüber kommen 1 Esslöffel gehackte, ungesalzene, ohne Fett geröstete Erdnüsse (60 kcal).

Kalorien pro Tag: 600 kcal

Tag 5

Frühstück (177 kcal)

Abgewandeltes englisches Frühstück (177 kcal)

1 ½ dicke Scheiben Frühstücksspeck (107 kcal) knusprig braten. 1 Nürnberger Rostbratwurst (59 kcal) erwärmen. 1 kleinen braunen Champignon (ohne Stiel) braten (3 kcal). Auf 30 g jungem Blattspinat (8 kcal) anrichten.

Abendessen (415 kcal)

Makrele mit Tomaten »en papillote« (381 kcal)

Backofen auf 200°C vorheizen. Ein quadratisches Stück Alufolie mit sehr wenig Backspray besprühen. 2 mittelgroße Tomaten in Scheiben schneiden (30 kcal). Die Folie damit belegen, darauf kommt ein Makrelenfilet von 170 g (351 kcal). Zwei gegenüberliegende Ecken der Folie zusammenführen und fest verschließen. Mit den anderen beiden Ecken ebenso verfahren. 10 bis 15 Minuten im Backofen garen oder bis der Fisch gar ist. Das Folien-Päckchen auf einen Teller legen und vorsichtig öffnen.

Dazu 100 g bissfest gedämpfte Brokkoli-Röschen oder gehackten Brokkoli-Raab (33 kcal) reichen, mit dem Saft ½ Zitrone (1 kcal) beträufeln und mit etwas Salz würzen.

Kalorien pro Tag: 592 kcal

Tag 6

Frühstück (279 kcal)

- 150 g fettarmer Naturjoghurt (62 kcal)
- Eine kleine Banane, in Scheiben (100 g, 80 kcal)
- 5 große Erdbeeren (20 kcal), 100 g Blaubeeren (25 kcal), 6 Mandeln, gehackt (92 kcal)

Abendessen (320 kcal)

Garnelensalat mit Brunnenkresse und Avocado (295 kcal)

In einer Salatschüssel 28 g Brunnenkresse (6 kcal) mit 140 g geschälten, gegarten Garnelen (139 kcal), ½ Avocado, entsteint, geschält und würfelig geschnitten (137 kcal), 3 Esslöffeln fein gehackter roter Zwiebel (11 kcal) und 1 Esslöffel Kapern, abgespült und abgetropft (2 kcal), mischen. Mit Weißweinessig beträufeln und durchrühren.

Eine Mandarine (70 g, 25 kcal)

Kalorien pro Tag: 599 kcal

Tag 7

Frühstück *(261 kcal)*

Schinken mit Ei (261 kcal)

2 kleine Eier (180 kcal) und 1 Esslöffel Magermilch (5 kcal) miteinander verquirlen. In einer beschichteten Pfanne

ohne Fett unter Rühren braten. Mit 70 g Schinken, ohne Fett (76 kcal), servieren.

Abendessen (333 kcal)

Würziger Dal (213 kcal)

1 kleine, fein geschnittene Zwiebel (22 kcal), 1 zerdrückte Knoblauchzehe (3 kcal) und 1 Teelöffel fein gehackten Ingwer (2 kcal) in 1 Teelöffel Olivenöl (27 kcal) in einem kleinen Topf glasig dünsten, etwa 5 Minuten. 250 ml Wasser, 50 g rote Linsen, verlesen und gewaschen (159 kcal), und je eine Prise gemahlenen Kreuzkümmel, gemahlenen Koriander, gemahlenen Kurkuma, Cayennepfeffer, Salz und Pfeffer hinzugeben. Zum Kochen bringen, Herd zurückschalten und 20 Minuten schwach köcheln lassen, bis die Linsen weich sind.

Mit 2 Esslöffeln fettarmem Naturjoghurt (40 kcal) garnieren, dazu einen Papadam (indischer Linsenfladen, erhältlich im Asia-Regal des Supermarkts) reichen (80 kcal).

Kalorien pro Tag: 594 kcal

Tag 8

Frühstück (331 kcal)

- 2 kleine weich gekochte Eier (180 kcal)
- 5 kurz gedünstete Spargelstangen (33 kcal), zum Eintauchen
- 1 Scheibe Vollkorntoast (78 kcal)
- 2 kleine Pflaumen (40 kcal)

Abendessen (260 kcal)
Thai-Salat mit Steak (260 kcal)

Ein Lendensteak mit etwa 85 g (188 kcal) braten, wie gewünscht. Auf Raumtemperatur abkühlen lassen. Das Steak quer zur Faser in sehr dünne Streifen schneiden.

In einer Schüssel 100 g geraffelten romanischen Salat (16 kcal) und 100 g geraffelten Wirsingkohl (24 kcal) mischen. In einer zweiten Schüssel den Saft einer Limone (2 kcal) mit 1 Teelöffel Zucker (16 kcal), 1 zerdrückten Knoblauchzehe, 1 sehr kleinen roten Chilischote, entkernt und fein gehackt (1 kcal), und 1 Esslöffel Thai-Fischsoße (10 kcal) verrühren. Über den Salat gießen und gut durchmischen. Den Salat auf einen Teller geben und die Steak-Streifen darauf anrichten.

Kalorien pro Tag: 591 kcal

Tag 9

Frühstück (199 kcal)
- 170 g Räucherlachs (198 kcal)
- ½ Zitrone, in Keile geschnitten (1 kcal)

Abendessen (396 kcal)
- 130 g magerer gebratener Schweinerücken (302 kcal)
- 1 Esslöffel Bratrückstand, entfettet (60 kcal)
- 50 g gedünstete Blumenkohl-Röschen (17 kcal) und 50 g gedünstete, gehackte Brokkoli (17 kcal)

Kalorien Tag: 595 kcal

Tag 10

Frühstück (205 kcal)

- 150 g fettarmer Naturjoghurt (62 kcal)
- Eine kleine Banane, in Scheiben (100 g, 95 kcal)
- 2 Esslöffel zuckerfreies Müsli, kein Knuspermüsli (48 kcal)

Abendessen (386 kcal)

Mondbohnen-Suppe mit Speck (386 kcal)

2 Scheiben Speck, gehackt, (116 kcal) in 1 Teelöffel Olivenöl (27 kcal) etwa 2 Minuten braten, dabei das Fett auslassen. ½ kleine Zwiebel, fein gehackt (11 kcal), 3 Esslöffel Lauch, gehackt (11 kcal), ½ Möhre, geschält und fein geschnitten (14 kcal) und 1 Stange Sellerie, gehackt (1 kcal), zugeben. 5 Minuten dünsten, bis die Zwiebeln glasig werden, falls nötig etwas Wasser zugeben. ½ Dose Mond- oder Limabohnen, abgespült und abgetropft (200 g, 206 kcal), und 250 ml Wasser zufügen. Zum Kochen bringen, dann den Herd zurückschalten und 20 Minuten schwach köcheln lassen, bis die Bohnen sehr weich sind. Würzen nach Geschmack.

Die Mischung im Mixer oder mit dem Kartoffelstampfer pürieren, je nach gewünschter Konsistenz.

Kalorien pro Tag: 591 kcal

Fallstudien

Lieber Dr. Mosley,
mein Partner und ich empfanden Ihr 5:2-Programm, als es Anfang des Monats im Fernsehen vorgestellt wurde, als sehr sinnvoll. Wir leben seitdem danach. Bisher hat jeder von uns etwas mehr als ein Kilogramm abgenommen, obwohl wir ursprünglich nicht übergewichtig waren. Wir konnten uns dennoch einige Portionen Curry und Kuchen außerhalb der Fastentage erlauben. Wir haben definitiv vor, langfristig eine Form des Fastens beizubehalten.

Als Asthmatikerin mit mehr als 40 Jahren bin ich sehr an der möglichen Wirkung auf Entzündungen sowie an der übrigen Anti-Aging-Wirkung interessiert… Außerdem leide ich seit einer Sportverletzung an chronischen Schmerzen im Bein und bin sehr gespannt, ob die Reparaturvorgänge in Muskeln und Nerven in den kommenden Monaten gefördert werden. Im Grunde hoffe ich, dass mein Körper versuchen wird, die Selbstheilung ein wenig zu steigern.

Wir bedanken uns für diese interessante Wissenschafts-Doku.

Alison Rae

Hallo,
ich bin nun seit 14 Wochen auf Intervallfasten. Dabei verlor ich über vier Kilogramm und 24 Zentimeter Umfang. Mit früheren Diäten kam ich nie unter 63,5 Kilogramm.

Ausgangsgewicht 66 Kilogramm
Derzeit 61,9 Kilogramm
Körpergröße 1,68 Meter
Abnahme Umfang:
Brust: 3,18 Zentimeter
Oberbauch: 2,54 Zentimeter
Taille: 4,45 Zentimeter
Unterbauch: 6,35 Zentimeter
Hüften: 6,35 Zentimeter
Oberschenkel: 1,27 Zentimeter

Das Cholesterin blieb seit der letzten Untersuchung vor mehr als einem Jahr unverändert; der Wert liegt bei 4,9. Auch der Blutzucker ist unverändert. Wert: 4,7.

Verbesserungen außer Gewichtsabnahme:
Augen sind leuchtender und klarer.
Mehr Energie.
Besserer Schlaf.
Kopf klarer, Denkvermögen schärfer (wurde nicht untersucht, doch mein Gedächtnis erscheint mir besser).
Fühle mich gesund.

Hoffe, diese Rückmeldung ist hilfreich.

Mit besten Grüßen

Sarah Humphries

Hallo Dr. Mosley,
okay, gestern war der zweite Fastentag in Woche 13, und hier ist, wie versprochen, mein Bericht nach 13 Wochen, drei Monaten oder auch einem Quartal strikt eingehaltenen Intervallfastens.

Das Programm sieht nicht mehr als 600 Kilokalorien an zwei einzelnen, nicht aufeinanderfolgenden Tagen einer Woche vor. Abgesehen von diesen beiden Tagen gibt es keine Vorschriften. Die übrige Zeit esse und trinke ich, was ich will. Man muss nicht trainieren oder täglich Kalorien zählen, man ist nicht rund um die Uhr hungrig, und, das Allerbeste, man stirbt nicht vor Hunger. Heute ist indischer Abend, morgen Steak-Abend, und für Sonntag ist vermutlich italienisches Essen angesagt. Und jeden Abend wird getrunken. Klingt für mich nicht besonders anstrengend. Fairerweise muss ich sagen, dass sich mein Kalorienkonsum über die gesamte Woche (abgesehen von den Fastentagen) verringert hat. Nicht weil ich an den normalen Tagen auf Essen verzichte, sondern weil ich nicht mehr so viel Hunger habe.

Das Programm ist nun nach 13 Wochen meinen Bedürfnissen angepasst. Es hat sich ein ziemlich gleichmäßiger Montag- und Donnerstag-Rhythmus ergeben. Abgesehen von drei oder vier Tassen Tee oder Kaffee (mit einem Tropfen Milch) und etwa einem bis eineinhalb Litern Leitungswasser nehme ich tagsüber nichts zu mir. Wenn ich heimkomme, fahre ich 16 Kilometer auf meinem Turbo-Fahrradergometer. Beim letzten Mal schaffte ich das in 30 Minuten und 25 Sekunden.

Das ist immerhin ein Schnitt von 32,3 km/h über 30 Minuten. Den Fahrradergometer setze ich so ein, wie es einige ziemlich ernst zu nehmende Typen in einem Radfahrforum empfehlen.

Es geht darum, so weit wie möglich das »Feeling« des Radfahrens im Freien zu erzeugen. Auf diese Weise verbrauche ich bei meiner »Runde« etwa 550 Kilokalorien. Wenn man das an einem Fastentag vor dem Essen macht (schätze ich), zwingt man den Körper, Körperfett anstelle der für kurzfristige Energieschübe normalerweise herangezogenen Kohlenhydrate zu verbrennen.

Der Hunger, ja, es geht so. Ich esse vor einem Fastentag spät, das hilft definitiv. Bei mir verursacht schon ein kleines Frühstück Hunger für den Rest des Tages, daher vermeide ich alles bis zum Abend. Dann esse ich etwa 450 Kilokalorien – 240 mit gewürztem Reis und den Rest mit Gemüse. Das lässt sich leicht bewältigen. Der Hunger wird im Laufe des Tages nicht größer. Man kann sich durch Beschäftigung leicht davon ablenken. Man muss an einen Fastentag jedoch mit der richtigen Einstellung herangehen. Ohne diese Voraussetzung wird er eher höllisch. Richtig gemacht ist es eigentlich ein Klacks.

Als ich Mitte August mit dem Programm begann, wog ich etwas mehr als 89 Kilogramm. Ich hatte den Gürtel im letzten Loch (nicht sehr wissenschaftlich, ich weiß, ich hätte messen sollen, aber was soll's).

Heute Morgen zeigte die Waage 80 Kilogramm an, das vierte Loch meines Gürtels ist jetzt angenehm (das dritte ist ein wenig zu weit). Der Abstand beträgt etwas mehr als zweieinhalb Zentimeter. Ohne Training wäre das Ziel etwa ein halbes Kilogramm pro Woche (4000 Kilokalorien Ersparnis pro Woche entsprechen nicht ganz einem halben Kilogramm Körperfett). Durch eine Stunde Training pro Woche beschleunigte ich das um beinahe 50 Prozent auf neun Kilogramm im gleichen Zeitraum.

Ich mache bis Weihnachten so weiter, dann kann ich hoffentlich auf 5:1+1 (wobei +1 ein Tag mit 800 oder 900 Kilokalorien ist) umsteigen. Wenn das funktioniert, bleibe ich dabei.

Letzten Sonntag war ich nach einem großen Frühstück Rad fahren, und es fiel mir unheimlich leicht. Jede Menge Tempo, die Hügel machten Spaß. Abgesehen von den kühlen Temperaturen war es ein Genuss. Das ist der Vorteil besserer Fitness und guter Nährstoffversorgung im Körper, schätze ich. Jede Menge Energie.

Weitere Vorteile: Ich leide seit meiner Kindheit an Asthma. Es war nicht mehr annähernd so schlimm wie in der Kindheit, aber jetzt ist es praktisch weg. Mein »Peakflow«-Wert ist in den 13 Wochen um mehr als 30 Prozent gestiegen – wahrscheinlich infolge der Gewichtsabnahme, durch die ich intensiver trainieren kann.

Ich leide seit meiner Kindheit an Asthma. Es war nicht mehr annähernd so schlimm wie in der Kindheit, aber jetzt ist es praktisch weg.

Das klingt nicht besonders männlich, aber ich würde sagen, mein Teint sieht wesentlich besser aus. Keine Pickel oder Mitesser – sogar die trockene Haut an den Ellbogen ist weg.

Alles Gute

David Norvell

Hallo Michael,

mein Partner und ich fanden Ihre Sendung sehr interessant und beschlossen, am darauffolgenden Montag mit dem 5:2-Fasten zu beginnen (Neues beginnt man immer am besten montags, finde ich!). Ich habe schon Erfahrung mit Saftfasten, das ich einige Wochen praktizierte und als sehr wohltuend empfand. Doch danach musste ich feststellen, dass ich all das Gewicht wieder zunahm. Ihre Methode scheint besser zu funktionieren …

Körpergröße: 1,63 Meter

Gewicht: 83 Kilogramm

Ich bin an sich nicht sehr dick, muss aber abnehmen, besonders an Bauch/Taille – genau dort, wo Fett gar nicht gesund ist … Ich weiß! Mein Ziel wären 65 bis 70 Kilogramm. Doch in meinem Alter ist Abnehmen nicht mehr so leicht wie in jüngeren Jahren (sagt mein Hausarzt).

6. August: 83 Kilogramm (Beginn Fasten)

8. August: 81,9 Kilogramm

9. August: 80,9 Kilogramm

14. August: 80,9 Kilogramm

18. August: 79,8 Kilogramm

23. August: 79,8 Kilogramm

27. August: 79,4 Kilogramm
6. September: 79,4 Kilogramm
13. September: 78,4 Kilogramm
21. September: 78,8 Kilogramm

Wir mögen das Intervallfasten beide sehr. Wie Sie sehen, sind schon einige Kilos weg. Der einzige Grund, warum es nicht schneller geht, ist, dass ich mich nicht so viel bewege, wie ich ursprünglich vorhatte. Wir werden sicherlich weitermachen, und ich werde den Verlauf weiterhin durch Wiegen kontrollieren.

Wir stellen auch fest, dass wir an den Folgetagen weniger Appetit haben. Unsere zwei Tage sind Dienstag und Mittwoch. Donnerstag Morgen fühle ich mich so »leicht« und energiegeladen, dass ich dies gar nicht durch zu viel Essen zunichte machen möchte, obwohl es mein »Essenstag« ist...

Unsere »Fastenmahlzeit« nehmen wir abends ein, denn da kommen wir nach der Arbeit zusammen, entspannen uns und reden beim Abendessen. Aus Sicht der Kalorienverbrennung ist das möglicherweise nicht optimal, aber für uns ist es praktisch und angenehm.

Eine typische Hauptmahlzeit an Fastentagen:

Maiskolben als Vorspeise;

Lachsfilet mit Knoblauch, Zitrone, Kräutern, Salz und Pfeffer und einem Minimum Olivenöl oder ein Omelett aus zwei Eiern mit Zwiebel, Knoblauch, Petersilie, Champignons.

Salat: verschiedene grüne Blattsalate, Tomaten, rote Zwiebel, Kräuter, eventuell Rüben.

Getränk: Wasser.

Tagsüber essen wir eine Banane und einen Apfel.

Ich bin wirklich sehr dankbar, dass Sie diese Sendung gemacht haben. Ich habe Freunden und Verwandten davon erzählt, die es ihrerseits weiterverbreiten.

Mit besten Grüßen

Britt Warg

Ich bin Studentin der Neurophysiologie und Pharmakologie und forsche über die Parkinson-Erkrankung. Ich erteile keine medizinischen Ratschläge und sage niemandem, wie er fasten, Diät halten oder sonst etwas tun soll. Inspiriert von Ihrer Fernsehsendung entschloss ich mich sozusagen zum »Selbstversuch«. Daraus ist ein Projekt geworden, das an meiner Universität durchgeführt werden wird, mit wissenschaftlicher Methodik und allem … Ich interessiere mich für Daten zu neurodegenerativen Erkrankungen und möglichen Schritten, die ich in meinem eigenen Leben zur Senkung meines Risikos für Brustkrebs umsetzen kann.

Ich erkrankte bereits zweimal an Brustkrebs. Daher interessiert es mich wirklich sehr, wie (und ob) Fasten sich auf ein Wiederauftreten auswirkt.

Aus [meinem] Blog, *Schrokit's Corner*:

Es ist keine *Diät*

Bereits sieben Wochen 5:2 – oder 2:5, wie ich gern sage, denn meine Wochen beginnen mit Fasten, dann folgen fünf Tage Essen – und immer noch bin ich mit Volldampf unterwegs. Ich habe etwa sechseinhalb Kilogramm geschafft, Mr Schrokit nicht viel weniger. Er nennt seine Jeans nun »Dickbauchhosen«, weil er seinen Gürtel um einiges enger schnallen kann ...

Es regnet Komplimente ohne Ende.

Weil der Unterschied in meinem Äußeren und meine »Fortschritte« so offensichtlich sind, werde ich immer wieder gefragt, ob ich eine neue Frisur, neue Brille etc. habe.
Die Veränderung lässt sich offenbar nicht zuordnen, aber es regnet Komplimente. Wenn ich mit anderen über Fasten spreche, scheinen alle sehr interessiert, es selbst zu versuchen. Viele von Mr Schrokits Kollegen machen diese sogenannte Diät und gewinnen wertvolle Einsichten in ihre eigenen Essgewohnheiten.

Aber es ist keine Diät. Die beste Beschreibung bisher stammt aus Gordons Kommentar. Es ist eine Strategie, mit seinen Worten, und ich kenne keinen treffenderen Ausdruck.

Abgesehen von einer gesunden, ausgewogenen Ernährung geht es beim Körpergewicht in Wahrheit nur um die Gesamtmenge der Kalorien, die wir auf lange Sicht zu uns nehmen – egal was all die Trend-Diäten verkünden. Wie ich bereits erwähnte, scheint die wichtigste Wirkung des Fastens darin zu bestehen, uns wieder ein Gefühl für unseren echten Appetit zu verschaffen. Ein Gefühl für hungrig oder gelangweilt, hungrig oder müde, hungrig oder verrückt nach etwas und vor allem hungrig oder durstig. All das wird nach einigen Fastentagen klarer erkennbar.

Nicole Slavin

Für mich veränderte sich durch Fasten – zweimal pro Woche 600 Kilokalorien – die Einstellung zum Essen und Trinken. Ein Hang zur Maßlosigkeit, der mein Gewicht 30 Jahre lang stetig ansteigen ließ, wurde durchbrochen. Wir sind Gewohnheitstiere und nehmen, ohne es zu merken, Verhaltensweisen an, die sich nur schwer ändern lassen. Doch nun ist etwas Einschneidendes geschehen:

Ich sehe wieder klarer. Etwas an diesem neuen Geisteszustand erinnert mich daran, wie ich mich in meinen Zwanzigern fühlte, als mein BMI noch bei etwa 22 lag. Ich fühle mich nicht mehr wohl, wenn ich zu viel gegessen habe, aber ich kann wieder entscheiden. Die Gewohnheit ist überwunden. Ich vermute, ich werde mehr oder weniger für den Rest meines Lebens bei dieser Diät bleiben.

David Cleevely

Die Fast Diet wirkt wie ein wunderbarer Weg zu optimalem Wohlbefinden, Langlebigkeit und außerdem zu einer Gewichtsreduktion. Wie Sie sagen, ist es wesentlich mehr als »nur eine Diät«, es ist ein Lebensstil, noch dazu einer, der relativ leicht lebbar ist. Mehrere meiner Patienten machen bereits erfolgreich diese Diät und finden sie wunderbar. Sie ist auch Teil meines eigenen Lebens geworden. Dasselbe gilt für zwei meiner Hausarztkollegen und mehrere Angestellte. Tausend Dank für eine lebensverändernde Sendung.

Dr. Pete Bridgwood

Mehrere meiner Patienten machen bereits erfolgreich diese Diät und finden sie wunderbar.

Lieber Michael,
ich fand Ihre Sendung über Intervallfasten sehr interessant. Meine Familie und ich beschlossen, die darin vorgestellte Diät auszuprobieren. Ich bin praktischer Arzt, über 50 Jahre alt und arbeite im Norden Londons. Mein BMI betrug 29. Ansonsten bin ich gesund, bewege mich jedoch sehr wenig. Anfangs war ich ein wenig skeptisch, habe nun aber in sechs Wochen sechs Kilogramm abgenommen und finde die Diät sehr einfach und leicht einzuhalten. Ich sehe keinen Grund, warum ich nicht viele Jahre damit fortfahren sollte. Ich präsentierte einigen Kollegen eine Zusammenfassung Ihrer Sendung und begann auch, das Programm einigen Patienten zu empfehlen – mit verblüffenden Ergebnissen.

Ein Patient mit metabolischem Syndrom und familiärer Neigung zu Typ-2-Diabetes hatte einen Nüchternblutzucker von 7,2. Nach wenigen Wochen war sein Nüchternblutzucker auf 5,9 gefallen, er hatte fünf Kilogramm abgenommen. Ich würde gern für eine weitere Verbreitung sorgen und frage daher, ob es Pläne für eine einfache Broschüre oder für eine Website gibt, die ich meinen Patienten geben oder empfehlen könnte. Es ist schwierig, die Diät in der kurzen Zeit am Ende einer zehnminütigen Konsultation zu erklären.

Ich glaube, dass ein übersichtlicher Essensplan dieser Art von viel mehr Erfolg im Kampf gegen die grassierende Fettleibigkeit gekrönt sein wird als die derzeitigen Pläne für ein »Ampelsystem« und die Packungsangaben für den Fett- und Zuckergehalt. Meiner Meinung nach wäre es weitaus sinnvoller, den Kaloriengehalt der Nahrungsmittel in den Vordergrund zu rücken.

Dr. Jon Brewerton

Lieber Dr. Mosley,
ich sah Ihre Sendung Anfang August im Fernsehen. Das Programm schien mir einleuchtend, ich überredete auch meinen Ehemann, es anzusehen. Seither halten wir meist den Fastenplan (mit 500 Kilokalorien für mich und 600 für ihn) ein, wenngleich in manchen Wochen nur ein Fastentag unterzubringen ist. Unsere wichtigste Motivation ist, dass wir genetisch ziemlich lange leben »könnten«. Und wir möchten dabei gern so gesund wie möglich sein.

Wir nehmen derzeit ab (ich bisher 7,5 Kilogramm, er 5,25) und finden die Fastentage nicht so schwer. Wir stellen beide fest, dass wir an den übrigen Tagen nicht zu viel essen. Gestern kaufte ich mir seit Monaten zum ersten Mal eine Vierer-Packung KitKat®, aß einen Riegel und steckte den Rest für später in meine Handtasche. Das ist völlig neu bei mir, ich hatte mit einem sehr »gesunden« Appetit zu kämpfen und wies fast immer nur ungesunde BMI-Werte auf. Unseren IGF-1-Wert hatten wir nicht bestimmen lassen, doch wir nehmen beide Medikamente gegen hohen Blutdruck, mein Mann auch gegen hohes Cholesterin. Wir hoffen, bei unserem nächsten Arztbesuch eine Verbesserung in diesen Punkten zu sehen.

Ich finde diese Ernährungsweise wesentlich leichter als jede »Diät«, die ich bisher versucht habe. Die Fastentage kann ich verschieben, wie es unser Sozialleben erfordert.

Mit besten Grüßen

Maureen Johnston

Update aus einer späteren E-Mail:
Mittlerweile sind es neun Kilogramm weniger, und diese Essweise erscheint mir immer noch einfach. An unseren Fastentagen gibt es meist ein warmes Frühstück (Eier oder Haferbrei) und dann am frühen Abend einen Salat mit viel Gemüse im Sommer oder Gemüsesuppe im Winter. Die zusätzlichen 100 Kilokalorien für meinen Mann sind meist ein Stück Brot. Wir halten uns an diese Ernährungsweise, seit wir damals die Sendung sahen, und haben vor, dabeizubleiben (vielleicht mit einer Unterbrechung zu Weihnachten).

Hallo Michael,
ich richte mich seit drei Monaten nach dem Programm für Intervallfasten und schrieb darüber auch auf meinem Blog, *Helena's London Life*.

Als ich noch jünger war und in Helsinki lebte, absolvierte ich mit meinem Vater einige vollständige Fastenperioden. So ein Fasten dauerte fünf Tage, am ersten und letzten Tag durfte man nur Fruchtsäfte trinken. Also meinte ich, ich wüsste, worauf ich mich einließ.

Doch dieses Programm, das im Grunde weniger essen an zwei Tagen der Woche bedeutet, ist viel einfacher. Dabei sind 500 Kilokalorien (600 für Männer – unfair!) erlaubt, was bei genauer Betrachtung gar nicht so schlecht ist. Und im Gegensatz zu den Fastenperioden meiner Jugend darf man sogar Kaffee trinken! (Kaffee ist das Einzige, auf das ich heutzutage nicht verzichten kann ...)

Ich faste nun seit etwa drei Monaten auf diese Weise und habe fünf Kilogramm abgenommen. Ich fühle mich viel besser, weil ich leistungsfähiger zu sein scheine und bewusster essen kann ...

Nach dem anfänglichen Schock für das gesamte System verkleinert sich der Magen, und man ist weniger hungrig, spürt viel besser, wie viel man an einem Tag isst, egal ob es nun einer der fünf oder einer der zwei Tage der Woche ist.

Ich fühle mich viel besser, nicht nur wegen der Gewichtsabnahme, sondern weil ich leistungsfähiger zu sein scheine und bewusster essen kann.

Hier sind also meine fünf Tipps für eine erfolgreiche Umsetzung:

1. Nicht an aufeinanderfolgenden Tagen fasten! Das ist zu hart. Ich finde den zweiten Tag dann wirklich »brutal«. Und nicht an Wochenenden fasten. Wir versuchten es an einem Freitag und brachten uns gegenseitig fast um.

2. Für Beschäftigung sorgen! Je mehr man an etwas anderes denken muss als ans Essen, desto leichter wird das Fasten. Ich arbeite die halbe Woche zu Hause. Daher versuche ich, an den Tagen zu fasten, an denen ich im Büro bin. Um TV-Köche sollte man während des Fastens einen großen Bogen machen. Auf mich haben solche Sendungen an meinen zwei Tagen eine teuflische Wirkung.

3. Eine App kann hilfreich sein! Ich verwende MyFitnessPal, eine einfache App zum Kalorienzählen. Alles andere, was den Zweck erfüllt (ein Notizblock), ist ebenso gut. Wenn Sie, so wie ich, Apps lieben, geht es natürlich nicht besser. Meine zeichnet die verwendeten Nahrungsmittel, das Training und das abgenommene Gewicht auf und berechnet, wie viel ich in fünf Wochen abnehmen würde, wenn jeder Tag wäre wie der eben aufgezeichnete.

4. Nicht zu streng sein! Ich ließ in den letzten drei Monaten einige Fastentage ausfallen. Das ist aber noch kein Grund, gleich alles hinzuschmeißen. Es gibt immer ein Morgen, eine nächste Woche!

5. Keine Alleingänge! Zu zweit geht es so viel leichter. In manchen Wochen mussten mein Mann und ich aufgrund unserer Terminkalender an verschiedenen Tagen fasten, das funktionierte nicht.

Wie Sie sehen, sind meine Erfahrungen positiv. In meinem Blog erwähnte ich nicht, dass mein Mann hohe Cholesterinwerte hat – ein ererbtes Leiden und der Hauptgrund für unsere Diät. Er musste nicht abnehmen, war immer schon ein drahtiger Typ. Daher achtet er darauf, an den fünf Tagen seinen Kalorienverzehr zu steigern (gesund mit hausgemachten Smoothies).

Mit besten Grüßen

Helena Halme

Lieber Dr. Mosley,
ich mache die 5:2-Diät seit zwei Wochen und sehe bereits die positive Wirkung auf mein Gewicht. Beim zweiten Wiegen hatte ich insgesamt 2,25 Kilogramm abgenommen. Ich fühle mich spürbar schlanker und bin glücklich, dass ich das noch lange werde halten können.

Statistik: 1,78 Meter großer Mann
Ausgangsgewicht: 86,6 Kilogramm
Woche 1: 85,3 Kilogramm
Woche 2: 84,4 Kilogramm
Das Programm tut wirklich gut!
Mit besten Grüßen

Nick Wilson

Als vielbeschäftigte Mutter von drei Kindern fiel mir das Abnehmen nach dem dritten Kind wirklich schwer. Dadurch, dass ich ständig mit Essen zu tun hatte, drei, manchmal vier Mahlzeiten am Tag für meine Familie vorbereiten musste, wurde es nicht leichter. Ich esse gern, bin gern mit anderen zusammen. Daher empfand ich einschränkende Diäten als Belastung und als täglichen Kampf. So dauerte es auch nie lange, bis ich wieder mein Ausgangsgewicht hatte.

Die Fast Diet ist für mich körperlich und emotional leichter zu bewältigen, da ich nur an zwei Tagen der Woche »brav sein« und die Beschränkung auf 500 Kilokalorien hinnehmen muss. Sie passt auch wunderbar zu meinem Gesellschaftsleben, da ich die Fastentage flexibel gestalten und immer dafür sorgen kann, dass ich bei Einladungen essen und trinken kann.

Einen Tag lang der Versuchung zu widerstehen, ist auch nicht so schwer, denn ich weiß, ich kann am nächsten Tag einen Donut oder ein würziges Thai-Gericht und etwas Wein genießen, wenn ich wirklich möchte. Das schmeckt ohne schlechtes Gewissen dann umso besser. Der Beweis ist erbracht – ich lasse mir an meinen »Essenstagen« auch die Nachspeise schmecken, halte mich an Fastentagen an die 500 Kilokalorien und nehme dabei ab.

Clare Wilson

> **Der Beweis ist erbracht – ich lasse mir an meinen »Essenstagen« auch die Nachspeise schmecken, halte mich an Fastentagen an die 500 Kilokalorien und nehme dabei ab.**

Beiträge auf Mumsnet.com

»Mumsnet« ist eine britische Website, auf der sich Eltern austauschen. Sie benutzen dabei Nicknames wie »Unhappyhildebrand« oder »dontcallmehon«.

Unhappyhildebrand

Gestern war ich wirklich brav beim Essen. Ich *darf* zwar essen, was ich will, doch ich denke, ich sollte meine Anstrengungen nicht zunichtemachen. Gut, ich leerte eine Packung Kartoffelchips, und das Abendessen waren Schweinswürste, danach hausgemachte Zitronenpastete von meiner Tochter, doch dazwischen aß ich nicht so viel übles Zeug wie sonst.

Ich glaube, die Fastentage sind nicht so hart, weil der Tunnel relativ kurz ist und ich das Licht an seinem Ende sehen kann. Ich freue mich aber auf ein Wochenende mit normalem Essen!

Wichtig ist bei diesem Programm wohl auch die Einsicht, dass man ab und zu hungrig sein darf, das sogar zum Schlanksein dazu gehört. Aus mir spricht ein lebenslanger Vielesser. Satt zu sein ist für mich normal, ich hatte richtig Angst vor Hunger. Dabei ist das nicht der Weltuntergang!

Ich lebe in einer Stadt, in der es überall Läden gibt. Jederzeit kann ich etwas zu essen haben. Hunger signalisiert also nicht den baldigen Untergang. Während der letzten Monate lernte ich, Hungergefühle anzunehmen: Sie sind ein Zeichen meines Körpers, dass ich bald essen sollte (und dass er hoffentlich gerade Fett verbrennt), aber nicht furchterregend.

Hunger darf sein. Er führt nicht sofort zum Tod.

dontcallmehon

Hallo miteinander, wollte nur hinzufügen, dass Training während des Fastens auch für mich gut ist. War gestern Abend eine Stunde im Fitnessstudio, fühlte mich gut. Arbeitete 35 Minuten am Crosstrainer, dann mit Gewichten und fühlte mich weder schwach noch schwindlig. Erstaunlich, wie gut es mir während des Fastens geht.

ILoveStripeySocks/Jenni Carlin

Mein Tag 1 gestern lief hervorragend! Hatte heute Morgen nicht einmal großen Hunger, konnte eine Stunde warten, bis ich etwas Toast mit Erdnusscreme aß – und hatte Mühe, das aufzuessen!

Die Leere in meinem Bauch war angenehm, manchmal war es sogar angenehm, wenn sich der Hunger meldete – unheimlich, nicht? Mein ganzes Leben hatte ich gegessen, ohne hungrig zu sein, weil ich jedes Magenknurren vermeiden wollte. Und jetzt verspüre ich eine eigenartige Vorfreude auf meinen nächsten Fastentag.

Mondayschild78

Gestern war Tag 1. Heute Morgen fühle ich mich großartig, voller Energie. Ich hatte einfach beschlossen, möglichst lange ohne Nahrung durchzuhalten. Ich trank den ganzen Tag über Schwarztee mit Milch, schwarzen Kaffee und Wasser. Um 16:00 Uhr aß ich ein Stück Melone und einige Erdbeeren, dann ein richtiges Abendessen mit zwei vegetarischen Würstchen, einem gekochten Ei, einer Scheibe Toast und Rucola mit etwas Balsamico. Es schmeckte so gut! Das Fasten war leichter als erwartet. Ich war nicht zu hungrig, versuchte einfach, mich zu beschäftigen.

SpringGoddess

Es klappt alles so wunderbar. Einen Tag lang lässt sich wirklich alles aushalten, und mit etwas Planung konnte ich die meisten Hungerattacken auf ein beherrschbares Maß reduzieren. Die Waage zeigte heute Morgen ein schönes Minus an.

Meine Sorgen wegen des Trainings im Fastenzustand wurden heute Morgen zerstreut. Ich konnte ein schnelleres Tempo laufen als je zuvor, und das nach einem Fastentag mit 500 Kilokalorien und ohne Frühstück, nur mit Kaffee – ich rieche, wie Fett verbrannt wird!!!! Ich fühle mich großartig und werde das Fasten heute Mittag ordnungsgemäß beenden. Der nächste Fastentag ist der Donnerstag. Viel Glück allen, die heute fasten.

Erfahrungsberichte via Twitter

BlueDragonLandlady@MsLupin
@DrMichaelMosley Fühlten uns in den ersten Wochen während des Fastens ein wenig schwach, gewöhnten uns daran, jetzt o.k.

Valar Wellbeing@ValarWellbeing
@DrMichaelMosley Danke! Fanden die Sendung sehr inspirierend. Wie aus den Tweets hervorgeht, ging es vielen so. Finden Ihre Sendungen toll!

Stickypippa@Stickypippa
@DrMichaelMosley Danke, Sie haben mein Leben verändert. Überzeugte einige Leute von AF/5:2 dank Ihnen, *Horizon* und @feedfastfeast FB-Gruppe

susiewhite@cottagegardener
@DrMichaelMosley Faste seit Ihrer Sendung, neue Einstellung zu Essen/Hunger, bin energiegeladen und verlor über 6 kg.

@alert_bri
@DrMichaelMosley Nach 4 Monaten 5:2 schließe ich mich Ihrer Einschätzung an … Das könnte die Welt verändern. Ihr Buch sollte die Revolution antreiben.

Anhang

Kalorientabellen

*Wenn es nicht anders angegeben wird, gelten die Werte für das frische, unbearbeitete Produkt.**

Nahrungsmittel	Portionsgröße	kcal pro Portion
Gemüse		
Artischocke	100 g	24
Aubergine	100 g	18
Avocado	100 g	193
Blattkohl	100 g	33
Blumenkohl	100 g	35
Bohnenkeimlinge	100 g	32
Brokkoli	100 g	32
Brunnenkresse	100 g	26
Butternusskürbis	100 g	40
Blattsalat	100 g	15
Champignons, braun	100 g	13
Champignons, weiß	100 g	16

Nahrungsmittel	Portionsgröße	kcal pro Portion
Chicorée	100 g	19
Edamame, gepellt	100 g	117
Eissalat	100 g	14
Erbsen, gepellt	100 g	86
Fenchel	100 g	14
Friséesalat	100 g	18
Grüne Bohnen	100 g	25
Grünkohl	100 g	33
Gurke	100 g	10
Junge Erbsen, tiefgekühlt	100 g	52
Kartoffeln, weiß	100 g	79
Kichererbsen, getrocknet	100 g	320
Knoblauch	¼ Zehe	1
Knollensellerie	100 g	17
Kohlsprossen	100 g	43
Kohl, weiß oder rot	100 g	29
Lauch	100 g	23
Linsen	100 g	319
Maiskörner	100 g	115
Mangold, bunt	100 g	17
Mangold, grün	100 g	19
Möhre	100 g	34

Nahrungsmittel	Portionsgröße	kcal pro Portion
Pak-Choi	100 g	15
Paprikaschote, sämtliche Farben	100 g	30
Radicchio	100 g	19
Rettich	100 g	13
Römersalat	100 g	16
Rote Bete, ungeschält	100 g	38
Rucola	100 g	24
Shiitake-Pilze	100 g	27
Spargel	100 g	27
Speiserübe (Kohl-)	100 g	24
Spinat	100 g	25
Spirulina-Pulver	100 g	374
Stangensellerie	100 g	8
Süßkartoffeln	100 g	93
Tomate	100 g	20
Tomaten, sonnengetrocknet, trocken verpackt	100 g	256
Topinambur	100 g	73
Winterendivie	100 g	17
Zucchini	100 g	18
Zwiebel	100 g	38

Nahrungsmittel	Portionsgröße	kcal pro Portion
Obst		
Açaibeeren-Pulver	Prise	5
Ananas	100 g	43
Ananas, Konserve, in Saft	100 g	50
Apfel	100 g	51
Apfel-Brombeer-Mus	100 g	107
Apfelchips, getrocknet	100 g	310
Aprikose	100 g	32
Aprikose, getrocknet	100 g	196
Banane	100 g	103
Bananenchips, getrocknet	100 g	523
Birne	100 g	41
Birne, Konserve, in Saft	100 g	37
Blaubeeren	100 g	60
Blaubeeren, getrocknet	100 g	313
Brombeeren	100 g	26
Clementine, geschält	100 g	41
Cranberrys	100 g	42
Cranberrys, getrocknet	100 g	346
Datteln, entsteint, getrocknet	100 g	303
Erdbeeren	100 g	28

Nahrungsmittel	Portionsgröße	kcal pro Portion
Feigen, frisch	100 g	74
Feigen, getrocknet	100 g	229
Gojibeeren	100 g	313
Granatapfel	100 g	55
Grapefruit	100 g	30
Himbeeren	100 g	30
Kirschen	100 g	52
Kiwi	100 g	55
Limone	100 g	12
Mandarine, frisch, geschält	100 g	35
Mangos, getrocknet	100 g	268
Melone, nur Fleisch	100 g	29
Nektarine	100 g	44
Orange, geschält	100 g	40
Papaya	100 g	40
Pfirsich, frisch	100 g	37
Pfirsich, Konserve, in Saft	100 g	50
Pflaume	100 g	39
Pflaume, gedünstet, in Saft	100 g	90
Pflaumen, getrocknet	100 g	151
Pomelo, geschält	100 g	34
Rosinen	100 g	292

Nahrungsmittel	Portionsgröße	kcal pro Portion
Satsuma, geschält	100 g	31
Wassermelone, nur Fleisch	100 g	33
Weintrauben, grün, kernlos	100 g	66
Zitrone	100 g	20
Getreide und Getreideprodukte		
Amaranth	100 g	368
Bagel	100 g	256
Brot, Baguette	100 g	242
Brot, Ciabatta	100 g	269
Brot, Dinkel-	100 g	241
Brot, glutenfrei, weiß	100 g	282
Brot, Mais-	100 g	311
Brot, Pita-	100 g	265
Brot, Pumpernickel	100 g	183
Brot, Roggen-	100 g	242
Brot, Sauerteig-	100 g	256
Brot, Vollkorn-	100 g	260
Buchweizen	100 g	343
Bulgur	100 g	334
Croissant	100 g	414
Dinkel, Graupen	100 g	314

Nahrungsmittel	Portionsgröße	kcal pro Portion
Gerste, Graupen	100 g	364
Grissini	100 g	408
Haferflocken	100 g	363
Haferflocken, Instant-	100 g	380
Hafergrütze	100 g	373
Hirse	100 g	354
Knuspermüsli	100 g	432
Kräcker, Roggen-	100 g	350
Couscous, Instant-	100 g	358
Maismehl, weiß oder gelb	100 g	364
Maisstärke	100 g	378
Matzen	100 g	381
Mehl, Reis-	100 g	364
Mehl, Roggen-	100 g	331
Mehl, Universal-	100 g	361
Mehl, Weizenvollkorn-	100 g	336
Müsli, Bircher-, ungesüßt	100 g	353
Nudeln, Buchweizen-	100 g	363
Nudeln, Faden-	100 g	354
Nudeln, Instant-	100 g	450
Nudeln, Ramen-	100 g	361
Nudeln, Reis-	100 g	373

Nahrungsmittel	Portionsgröße	kcal pro Portion
Nudeln, Udon-	100 g	352
Pfannkuchen, ohne Sirup	100 g	208
Quinoa	100 g	375
Reis, Arborio-	100 g	354
Reis, Basmati-	100 g	353
Reis, Jasmin-	100 g	352
Reis, Vollkorn-	100 g	340
Reis, weiß, parboiled	100 g	344
Reis, weißer Langkorn-	100 g	355
Reis, weißer Rundkorn-	100 g	351
Reiswaffeln	100 g	379
Teigwaren, aus Weißmehl	100 g	370
Teigwaren, Vollkorn-	100 g	326
Tortilla, Mais-	100 g	235
Tortilla, Weizen-	100 g	307
Triticale	100 g	338
Weizenkörner	100 g	326
Proteinlieferanten		
Bohnen, »Baked Beans«	100 g	83
Bohnen, Flageolet-, getrocknet	100 g	279
Bohnen, Kidney-, getrocknet	100 g	311

Nahrungsmittel	Portionsgröße	kcal pro Portion
Bohnen, Lima-, getrocknet	100 g	282
Bohnen, Mond-, getrocknet	100 g	270
Bohnen, Pinto-, getrocknet	100 g	309
Bohnen, schwarze, getrocknet	100 g	341
Bohnen, Soja-, getrocknet	100 g	375
Bohnen, weiße, getrocknet	100 g	285
Chorizo	100 g	451
Edamame, geschält	100 g	117
Eier, gekocht	100 g	154
Eier, Omelett	100 g	173
Eier, pochiert	100 g	145
Eier, Rühr-	100 g	155
Eier, Spiegel-	100 g	177
Eiweiße	100 g	50
Entenbrust, ohne Haut	100 g	92
Erdnusscreme, natur	100 g	621
Fisch, weiß, gedämpft	100 g	83
Fisch, Sardinen, frisch	100 g	165
Fisch, Sardinen, Konserve, in Wasser	100 g	179
Fisch, Thun-, frisch	100 g	137
Fisch, Thun-, Konserve, in Wasser	100 g	108

Nahrungsmittel	Portionsgröße	kcal pro Portion
Fisch, Tinten-, in Backteig, tiefgekühlt	100 g	200
Fischfilet, in Backteig, tiefgekühlt	100 g	229
Fischfilet, paniert, tiefgekühlt	100 g	213
Fischfilet, Heilbutt	100 g	100
Fischfilet, Kabeljau	100 g	80
Fischfilet, Lachs, rosa, Konserve, in Wasser	100 g	131
Fischfilet, Lachs, rosa, Zucht-	100 g	215
Fischfilet, Makrele	100 g	204
Fischfilet, Sägebarsch	100 g	133
Fischfilet, Seezunge	100 g	78
Garnelen, geschält	100 g	69
Hähnchenbrust, ohne Haut	100 g	105
Hähnchenkeulen, ohne Haut	100 g	163
Hamburger, Lamm, gegart	100 g	267
Hamburger, Rind, gegart	100 g	283
Hummus	100 g	303
Kaninchen, ohne Knochen	100 g	137
Kichererbsen, getrocknet	100 g	320
Lammfleisch, mager, gehackt	100 g	235
Lammfleisch, zum Schmoren	100 g	175

Nahrungsmittel	Portionsgröße	kcal pro Portion
Lammkoteletts	100 g	260
Lammrücken	100 g	231
Lammwürstchen	100 g	260
Leber, Hühner-	100 g	122
Linsen, braun	100 g	297
Linsen, gelb	100 g	334
Linsen, grün	100 g	316
Linsen, rot	100 g	327
Muscheln, Jakobs-	100 g	83
Muscheln, Mies-, ohne Schale	100 g	92
Misosuppe	100 g	131
Nüsse, Cashew-	100 g	583
Nüsse, Erdnüsse, geschält, ungesalzen	100 g	561
Nüsse, gemischt, ungesalzen	100 g	661
Nüsse, Hasel-	100 g	660
Nüsse, Mandeln, ganz	100 g	613
Nüsse, Mandeln, gemahlen	100 g	618
Nüsse, Pistazien, geschält	100 g	584
Nüsse, Wal-, geschält	100 g	693
Putenbrust, ohne Haut	100 g	103
Räucherschinken	100 g	128

Nahrungsmittel	Portionsgröße	kcal pro Portion
Rindfleisch, mager	100 g	116
Rindfleisch, mager, gehackt	100 g	184
Rindfleisch, zum Schmoren	100 g	121
Salami	100 g	352
Samen, Chia-	100 g	422
Samen, Hanf-	100 g	437
Samen, Kürbiskerne, geschält	100 g	590
Samen, Lein-	100 g	495
Samen, Sesam-	100 g	616
Samen, Sonnenblumenkerne, geschält	100 g	591
Schinken, abgepackt, in Scheiben	100 g	118
Schinken, mager	100 g	104
Schweinefleisch, Frikadelle, gegart	100 g	350
Schweinefleisch, mager	100 g	117
Schweinefleisch, mager, gehackt	100 g	140
Speck, gegart	100 g	441
Speck, Puten-	100 g	123
Tahin (Sesampaste)	100 g	658
Tempeh	100 g	172

Nahrungsmittel	Portionsgröße	kcal pro Portion
Tofu	100 g	70
Vegetarische Burger	100 g	137
Vegetarische Würstchen	100 g	114
Wild-Steak	100 g	101
Würstchen, Schweinefleisch, gegart	100 g	319
Milch- und Milchersatzprodukte		
Crème fraîche	100 g	400
Joghurt, fettarm, natur	100 g	66
Joghurt, Frucht-	100 g	94
Joghurt, griechischer, natur	100 g	132
Käse, Blauschimmel-, Schafmilch	100 g	368
Käse, Cheddar, fettarm	100 g	263
Käse, Cheddar, Rahmstufe	100 g	410
Käse, Feta-	100 g	276
Käse, Frisch-, sehr fettarm	100 g	109
Käse, Hütten-, fettarm	100 g	72
Käse, Parmesan, gerieben	100 g	389
Käse, Ricotta-, Schafmilch	100 g	134
Käse, Weich-, Ziegenmilch	100 g	324
Mandeldrink, ungesüßt	120 ml	20

Nahrungsmittel	**Portionsgröße**	**kcal pro Portion**
Milch, 1% Fettgehalt	120 ml	50
Milch, 2% Fettgehalt	120 ml	60
Milch, Mager-	120 ml	43
Milch, Voll-	120 ml	75
Milch, Ziegen-	120 ml	84
Rahmfrischkäse, fettarm	100 g	111
Rahmfrischkäse, fett	100 g	245
Reisdrink	120 ml	60
Saure Sahne, fettarm	120 ml	160
Saure Sahne, fett	120 ml	245
Schlagsahne	120 ml	411
Sojadrink	120 ml	40
Kräuter und Gewürze		
Basilikumblätter, frisch	Prise	0
Estragonblätter, frisch	Prise	0
Gewürznelken, gemahlen	Prise	3
Ingwer, gemahlen	Prise	1
Korianderblätter, frisch	Prise	0
Kreuzkümmel, gemahlen	Prise	4
Kurkuma, gemahlen	Prise	3
Minzblätter, frisch	Prise	0

Nahrungsmittel	Portionsgröße	kcal pro Portion
Muskat, gemahlen	Prise	4
Oregano, getrocknet	Prise	3
Paprika	Prise	3
Petersilie, frisch	Prise	0
Pfeffer, gemahlen	Prise	3
Rosmarin, frisch	Prise	0
Safranfäden	Prise	3
Salbei, getrocknet	Prise	3
Thymian, getrocknet	Prise	2
Vanilleschote	Prise	3
Zimt, gemahlen	Prise	3
Zitronengras, frisch	Prise	1
Zucker, braun	100 g	375
Zucker, weiß	100 g	385
Suppen		
Fischsuppe, mit Milch	100 ml	53
Gemüsesuppe	100 ml	45
Hühner-Gemüse-Brühe	120 ml	7
Hühnersuppe mit Nudeln	120 ml	50
Hummercremesuppe	120 ml	124
Lauch-Kartoffel-Suppe	100 ml	53

Nahrungsmittel	Portionsgröße	kcal pro Portion
Misosuppe	100 ml	22
Phở, Rind, mit Nudeln	120 ml	90
Pilzcremesuppe, mit fettarmer Milch	120 ml	70
Rinderbouillon	120 ml	7
Tomaten-Basilikum-Suppe	100 ml	40
Tomatensuppe, gebunden, mit Wasser zubereitet	100 ml	35
Zwiebelsuppe	100 ml	45
Soßen und Extras		
Agavendicksaft	100 ml	296
Ahornsirup	100 ml	265
Chutney, Tomaten-	100 g	141
Cornichons	100 g	34
Einlegegemüse, gemischt, abgetropft	100 g	20
Erdbeerkonfitüre	100 g	258
Essig, Balsamico-	60 ml	56
Essig, Rotwein-	60 ml	12
Essig, Weißwein-	60 ml	12
Essiggurken	100 g	38
Honig	100 g	334

Nahrungsmittel	Portionsgröße	kcal pro Portion
Jalapeños, eingelegt	100 g	18
Kapern, abgetropft	100 g	32
Ketchup	100 g	102
Mayonnaise, fettarm	60 g	180
Mayonnaise, fettfrei	60 g	44
Mayonnaise, Standard	60 g	360
Nutella	100 g	529
Oliven, schwarz, entsteint	100 g	154
Orangenmarmelade	100 g	266
Pesto, fertig	100 g	431
Rinderbratensoße, fertig	100 ml	45
Salat-Dressing, Caesar-, fettarm	60 ml	190
Salat-Dressing, French, fettarm	60 ml	58
Salat-Dressing, mit Balsamico, Standard	60 ml	180
Salatmarinade, Olivenöl und Zitrone	60 ml	439
Salsa, Tomaten-	100 g	68
Sauce hollandaise	100 ml	239
Sauce tartar	100 ml	358
Soße, Barbecue-	60 ml	120
Soße, Cranberry-	100 ml	192

Nahrungsmittel	Portionsgröße	kcal pro Portion
Soße, Karamell-	100 ml	389
Soße, Pasta-, Gemüse	100 ml	50
Soße, Pasta-, Tomaten und Basilikum	100 ml	60
Soße, Schokoladen-	100 ml	367
Soße, Sriracha-	60 ml	60
Soße, Worcester-	60 ml	60
Senf, Dijon-	100 g	160
Senf, englischer	100 g	167
Senf, Körner-	100 g	159
Sojasoße	60 ml	28
Tamarindenmark	100 g	142
Zwiebeln, eingelegt	100 g	36
Fette und Öle		
Butter	100 g	739
Hanföl	60 ml	480
Leinöl	60 ml	480
Maiskeimöl	60 ml	480
Margarine	100 g	735
Olivenöl	60 ml	480
Olivenölmargarine	100 g	543

Nahrungsmittel	Portionsgröße	kcal pro Portion
Pflanzenfett	100 g	900
Pflanzenöl	60 ml	480
Rapsöl	60 ml	480
Schweinefett	100 g	899
Sonnenblumenöl	60 ml	480
Getränke		
Apfelsaft	240 ml	120
Bier	300 ml	80
Birnen-Apfel-Saft	240 ml	120
Caffè Latte mit fettarmer Milch	240 ml	65
Caffè Latte mit Vollmilch	240 ml	110
Cappuccino mit fettarmer Milch	240 ml	40
Cappuccino mit Vollmilch	240 ml	70
Champagner	100 ml	84
Coca-Cola®	240 ml	90
Diät-Coke	240 ml	0
Espresso	60 ml	0
Gin Tonic	220 ml	171
Ginger Ale	240 ml	160
Heiße Schokolade, kalorienarm	240 ml	138

Nahrungsmittel	**Portionsgröße**	**kcal pro Portion**
Kaffee mit 2%-Milch	240 ml	55
Kaffee schwarz	240 ml	0
Kokosnusswasser	240 ml	80
Latte macchiato mit fettarmer Milch	240 ml	5
Latte macchiato mit Vollmilch	240 ml	10
Limonade	240 ml	94
Limonensaft	60 ml	16
Milkshake, Erdbeer	240 ml	256
Orangensaft	240 ml	110
Rotwein	150 ml	122
Smoothie, Erdbeer-Banane	240 ml	140
Sodawasser	240 ml	0
Sprite	240 ml	93
Tee, Chai-, 2%-Milch	240 ml	120
Tee, Grün-	240 ml	0
Tee, Kräuter-	240 ml	0
Tee, Schwarz-	240 ml	0
Weißwein, trocken	150 ml	121
Weizengrassaft, tiefgekühlt	100 g	17
Wodka-Tonic	280 ml	170

Nahrungsmittel	Portionsgröße	kcal pro Portion
Pikante Snacks		
Auberginen-Aufstrich/Dip	100 g	102
Ei-Brunnenkresse-Sandwich	100 g	232
Erdnüsse, geröstet, gesalzen	100 g	621
Erdnüsse, ohne Fett geröstet, ungesalzen	100 g	581
Gemüsechips	100 g	502
Hummus	100 g	303
Kartoffelchips	100 g	529
Käse-Chutney-Sandwich	100 g	228
Käsestangen	100 g	520
Nussmischung, geröstet, gesalzen	100 g	667
Pizza, Tomaten-Käse-	100 g	258
Pommes frites, aus Backofen	100 g	260
Popcorn, Heißluft-	100 g	385
Popcorn, Mikrowellen-	100 g	535
Röstpaprika-Aufstrich/Dip	100 g	235
Sandwich mit Thunfischsalat	100 g	221
Schinken-Käse-Sandwich	100 g	288
Taramosalata	100 g	516
Zaziki	100 g	137

Nahrungsmittel	Portionsgröße	kcal pro Portion
Süßigkeiten und Desserts		
Apfeltarte, französische	100 g	265
Apple Pie	100 g	262
Baklava	100 g	498
Blaubeer-Muffins	100 g	387
Brownie	100 g	419
Butterkekse	100 g	523
Eiscreme, Vanille, Standard	100 g	190
Hafer-Rosinen-Cookies	100 g	445
Ingwer, kandierter	100 g	351
Joghurt-Rosinen	100 g	447
Kaugummi, Standard	1 Streifen	11
Kaugummi, zuckerfrei	1 Stück	5
Karamellbonbons	100 g	459
Popcorn, Karamell-	100 g	427
Kokosraspel, gesüßt	100 g	632
Kokosraspel, ungesüßt	100 g	466
Lakritz-Stangen	100 g	325
Marshmallows	100 g	338
Möhrenkuchen, glasiert	100 g	359
Pfefferminz-Pastillen	100 g	395

Nahrungsmittel	Portionsgröße	kcal pro Portion
Schoko-Croissant	100 g	433
Schokolade, 70 % Kakaoanteil	100 g	575
Schokolade, 85 % Kakaoanteil	100 g	630
Schokolade, dunkle	100 g	547
Schokolade, Milch-	100 g	549
Schokolade, weiße	100 g	567
Schokoladenkuchen, glasiert	100 g	414
Schokoladenmousse	100 g	174
Schoko-Rosinen mit Milchschokolade	100 g	418
Schokostückchen-Cookies	100 g	499
Sorbet, Zitronen-	100 g	118
Tic Tac®'s	100 g	391
Tiramisu	100 g	263
Zimt-Rosinen-Brot	100 g	280
Zitronenkuchen	100 g	366
Zitronenparfait	100 g	390

Danksagung

Ohne die vielen Wissenschaftler, die ihre Zeit und ihre Forschungsarbeit so großzügig zur Verfügung stellten, wäre dieses Buch nicht möglich gewesen. Zu ihnen gehören Dr. Luigi Fontana von der Washington University School of Medicine, Professor Mark Mattson vom National Institute on Aging, Dr. Krista Varady von der Universität Illinois in Chicago und Professor Valter Longo, Direktor des Longevity Institute USC.

Ein ganz großes Dankeschön an Aidan Laverty, Redakteur der BBC-Sendung *Horizon*, der mich auf die schöne neue Welt des Intervallfastens hinwies, und an das gesamte Produktionsteam, besonders Kate Dart und Roshan Samarasinghe. Danken möchte ich auch Janice Hadlow, die den Mut aufbrachte, mich erstmals vor die Kamera zu stellen, und mir die Chance gab, Neues auszuprobieren.

Dank an Nicola Jeal von *The Times* für ihre nie versiegende Erfindungsgabe und Unterstützung.

Unser Dank gilt auch Rebecca Nicolson, Aurea Carpenter und Emmie Francis von Short Books für ihre intensiven Bemühungen und ihren untrüglichen Blick für das lebensverändernde Potenzial der Fast Diet.

Quellen

Kapitel 1

1 B. M. Popkin and K. J. Duffey: »Does hunger and satiety drive eating anymore? Increasing eating occasions and decreasing time between eating occasions in the United States.« American Journal of Clinical Nutrition, 91 (May 2010): 1342–47.

2 M. Mattson and E. Calabrese: »When a little poison is good for you.« NewScientist, 2668 (August 6, 2008): 36–39.

3 A. J. Carlson and F. Hoelzel: »Apparent prolongation of the life span of rats by intermittent fasting.« Journal of Nutrition, 91 (1945): 363–75.

4 E. Bergamini, G. Cavallini, A. Donati, and Z. Gori: »The role of autophagy in aging: its essential part in the anti-aging mechanism of caloric restriction.« Annals of the New York Academy of Science, 1114 (October 2007): 69–74.

5 K.A. Varady, S. Bhutani, E.C. Church, and M.C. Klempel: »Short-term modified alternate-day fasting: A novel dietary strategy for weight loss and cardio-protection in obese adults.« American Journal of Clinical Nutrition, 90, no. 5 (November 2009): 1138–43.

M. C.Klempel, C. M. Kroeger, and K. A. Varady: »Alternate-day fasting (ADF) with a high-fat diet produces similar weight loss and cardio-protection as ADF with a low-fat diet.« Metabolism, 2013 Jan;62(1):137–43. http://www.ncbi.nlm.nih.gov/pubmed/22889512

6 M. N. Harvie et al. Genesis Prevention Centre, University Hospital of South Manchester NHS Foundation Trust, UK: «Intermittent, Low-Carbohydrate Diets More Successful Than Standard Dieting; Possible Intervention for Breast Cancer Prevention.« Präsentation beim CTRC-AACR San Antonio Breast Cancer Symposium, December 2011.

7 M. Hatori, C. Vollmers, A. Zarrinpar, L. DiTacchio, et al.: »Time-restricted feeding without reducing caloric intake prevents metabolic diseases in mice fed a high-fat diet.« Cell Metabolism, 15, no. 6 (2012): 848–60.

8 K. I. Erickson, M. W. Voss, R. S. Prakash, C. Basak, et al.: »Exercise training increases size of hippocampus and improves memory.« Proceedings of the National Academy of Science of the United States of America, 108, no. 7 (January 2011): 3017–22.

9 V. K. Halagappa, Z. Guo, M. Pearson, Y. Matsuoka, et al.: »Intermittent fasting and caloric restriction ameliorate age-related behavioral deficits in the triple-transgenic mouse model of Alzheimer's disease.« Neurobiology of Disease, 26, no. 1 (April 2007): 212–20.

10 Y. Shirayama, A. C. Chen, S. Nakagawa, D. S. Russell, and R. S. Duman: »Brain-derived neurotrophic factor produces anti-depressant effects in behavioral models of depression.« Journal of Neuroscience, 22, no. 8 (April 2002): 3251–61.

11 B. Li, K. Suemaru, Y. Kitamura, R. Cui, et al.: »Strategy to develop a new drug for treatment-resistant depression – role of electroconvulsive stimuli and BDNF.« Yakugaku Zasshi (Journal of the Pharmaceutical Society of Japan), 127, no. 4 (April 2007): 735–42.

12 N. Halberg, M. Henriksen, N. Söderhamn, B. Stallknecht, et al.: » Effect of intermittent fasting and refeeding on insulin action in healthy men.« Journal of Applied Physiology, 99, no. 6 (December 2005): 2128–36.

13 L. Raffaghello, C. Lee, F. M. Safdie, M. Wei, et al.: »Starvation-dependent differential stress resistance protects normal but not cancer cells against high-dose chemotherapy.« Proceedings of the National Academy of Sciences of the United States of America, 105, no. 24 (June 2008): 8215–20.

14 C. Lee; L. Raffaghello, S. Brandhorst, F. M. Safdie, et al.: »Fasting cycles retard growth of tumors and sensitize a range of cancer cell types to chemotherapy.« Science Translational Medicine, 4, no. 124 (March 7, 2012): 124ra27.

15 F. M. Safdie; T. Dorff, D. Quinn, L. Fontana, et al.: »Fasting and cancer treatment in humans: A case series report.« Aging, 1, no. 12 (December 31, 2009): 988–1007.

16 M. N. Harvie, M. Pegington, M. P. Mattson, J. Frystyk, et al.: »The effects of intermittent or continuous energy restriction on weight loss and metabolic disease risk markers: a randomized trial in young overweight women.« International Journal of Obesity, 35, no. 5 (May 2011): 714–27.

17 Page et al.: »Waist-Height Ratio as a Predictor of Coronary Heart Disease Among Women.« Epidemiology, 20, no. 3 (May 2009): 36–66.

18 J. R. Stradling and J. H. Crosby: »Predictors and prevalence of obstructive sleep apnoea and snoring in 1001 middle-aged men.« Thorax, 46, no. 2 (February 1991): 85–90.

Kapitel 2

1 M. N. Harvie, M. Pegington, M. P. Mattson, J. Frystyk, et al.: »The effects of intermittent or continuous energy restriction on weight loss and metabolic disease risk markers: a randomised trial in young overweight women.« International Journal of Obesity, 35, no. 5 (May 2011): 714–27.

2 H. J. Leidy, M. Tang, C. Armstrong, C. B. Martin, and W. W. Campbell: »The effects of consuming frequent, higher protein meals on appetite and satiety during weight loss in overweight/obese men.« Obesity, 19, no. 4 (2011): 818–24.

A. Astrup: »The satiating power of protein – a key to obesity prevention?« American Journal of Clinical Nutrition, 82, no. 1 (July 2005): 1–2.

T. Halton and F. Hu: »The effects of high protein diets on thermogenesis, satiety, and weight loss.« Journal of the American College of Nutrition, 23, no. 5 (October 2004): 373–85.

3 C. B. Ebbeling, J. F. Swain, H. A. Feldman, W. W. Wong, et al.: »Effects of dietary composition on energy expenditure during weight-loss maintenance.« Journal of the American Medical Association, 307, no. 24 (June 2012): 2627–34.

4 C. E. O'Neil, D. R. Keast, T. A. Nicklas, V. L. Fulgoni III: »Nut Consumption Is Associated with Decreased Health Risk Factors for Cardiovascular Disease and Metabolic Syndrome in U. S. Adults: NHANES 1999–2004.« Journal of the American College of Nutrition, 30, no. 6 (December 2011): 502–10.

E. Ros, L. C. Tapsell, and J. Sabate: »Nuts and berries for heart health.« Current Atherosclerosis Reports, 12, no. 6 (November 2010): 397–406.

5 J. S. Vander Wal, A. Gupta, P. Khosla, and N. V. Dhurandhar: »Egg breakfast enhances weight loss.« International Journal of Obesity, 32, no. 10 (October 2008): 1545–51.

6 Brian Wansink, Mindless Eating: Why We Eat More Than We Think (New York: Bantam Books, 2006).

7 T. Mann, A. J. Tomiyama, E. Westling, A. Lew, et al.: »Medicare's search for effective obesity treatments: diets are not the answer.« American Psychologist, 62, no. 3 (April 2007): 220–33.

8 »The Myriad Benefits of Intermittent Fasting.« Mark's Daily Apple, http://www.marksdailyapple.com/health-benefits-of-intermittent-fasting/#axzz2GqEVIcd6.

9 Dom Joly: »I've discovered how to lose weight: fast.« The Independent, November 11, 2012, http://www.independent.co.uk/voices/com ment/ive-discovered-how-to-lose-weight-fast-8303657.html.

10 K. Van Proeyen, K. Szlufcik, H. Nielens, K. Pelgrim, et al.: »Training in the fasted state improves glucose tolerance during fat-rich diet.« Journal of Physiology, 588, Pt 21 (November 2010): 4289–302.

11 M. C. Klempel, S. Bhutani, M. Fitzgibbon, S. Freels, and K. A. Varady: »Dietary and physical activity adaptations to alternate-day modified fasting: implications for optimal weight loss.« Nutrition Journal, 9 (September 2010): 35.

12 C. K. Morewedge, Y. E. Huh, and J. Vosgerau: »Thought for food: imagined consumption reduces actual consumption.« Science, 330, no. 6010 (December 2010): 1530–3.

13 E. E. Mulvihill, J. M. Assini, J. K. Lee, E. M. Allister, et al.: »Nobiletin attenuates VLDL overproduction, dyslipidemia, and atherosclerosis in mice with diet-induced insulin resistance.« Diabetes, 60, no. 5 (May 2011): 1446–57.

14 E. E. Mulvihill, E. M. Allister, B. G. Sutherland, D. E. Telford, et al.: »Naringenin prevents dyslipidemia, apolipoprotein B overproduction, and hyperinsulinemia in LDL receptor-null mice with diet-induced insulin resistance.« Diabetes, 58, no. 10 (2009): 2198–210.

15 K. Fujioka, F. Greenway, J. Sheard, and Y. Ying: »The effects of grapefruit on weight and insulin resistance: relationship to the metabolic syndrome.« Journal of Medicinal Food, 9, no. 1 (2006): 49–54.

16 A.V. Rao and S. Agarwal: »Role of Antioxidant Lycopene in Cancer and Heart Disease.« Journal of the American College of Nutrition, 19, no. 5 (October 2000): 563–9.

17 J. Karppi, J.A. Laukkanen, J. Sivenius, K. Ronkainen, and S. Kurl: »Serum lycopene decreases the risk of stroke in men.« Neurology, 79, no. 15 (October 2012): 1540–7.

18 M. Waldecker, T. Kautenburger, H. Daumann, S. Veeriah, F. Will, H. Dietrich, B.L. Pool-Zobel, D. Schrenk: »Histone-deacetylase inhibition and butryrate formation: Fecal slurry incubations with apple pectin and apple juice extracts.« Nutrition, 24, no. 4 (April 2008): 366–74.

19 S. Moghe: »Blueberries may inhibit development of fat cells.« Presseaussendung, Federation of American Societies for Experimental Biology, in Science Daily, April 10, 2011.

20 T. Miron, I. Shin, G. Feigenblat, L. Weiner, et al.: »A spectrophotometric assay for allicin, alliin, and alliinase: with a chromogenic thiol: reaction of 4-mercaptopyridine with thiosulfinates.« Analytical Biochemistry, 307, no. 1 (2002): 76–83.

21 J. Flood and B. Rolls: «Eating soup will help cut calories at meals.« Präsentation bei der Experimental Biology Conference in Washington, D.C., April 2007. Gedruckt erhältlich als »Soup preloads in a variety of forms reduce meal energy intake.« Appetite, 49, no. 3 (November 2007): 626–34.

22 V. Dewanto, X. Wu, K.K. Adom, and R.H. Liu: »Thermal processing enhances the nutritional value of tomatoes by increasing total antioxidant activity.« Journal of Agricultural and Food Chemistry, 50, no. 10 (April 2002): 3010–4.

23 C. Miglio, E. Chiavaro, A. Visconti, V. Fogliano, and N. Pelligrini: »Effects of different cooking methods on nutritional and physico-chemical characteristics of selected vegetables.« Journal of Agricultural and Food Chemistry, 56, no. 1 (December 2007): 139–47.

24 C.P. Herman and D. Mack: »Restrained and unrestrained eating.« Journal of Personality, 43, no. 4 (1975): 647–60.

25 V. Schusdziarra, M. Hausmann, C. Wittke, J. Mittermeier, et al.: »Impact of breakfast on daily energy intake – an analysis of absolute versus relative breakfast calories.« Nutrition Journal, 10 (January 2011): 5.

26 A.E. Mesas, L.M. Leon-Muñoz, F. Rodriguez-Artalejo, and E. Lopez-Garcia: «The effect of coffee on blood pressure and cardiovascular disease in hypertensive individuals: a systematic review and meta-analysis.« American Journal of Clinical Nutrition, 94, no. 4 (2011): 1113–26.

S. Larsson and N. Orsini: »Coffee consumption and risk of stroke: a dose-response meta-analysis of prospective studies.« American Journal of Epidemiology, 174, no. 9 (September 2011): 993–1001.

A. Floegel, T. Pischon, M.M. Bergmann, B. Teucher, et al.: »Coffee consumption and risk of chronic disease in the European Prospective Investigation into Cancer and Nutrition (EPIC)–German study.« American Society for Nutrition, 95, no. 4 (April 2012): 901–8.

27 D.T. Kirkendall, J.B. Leiper, Z. Bartagi, J. Dvorak, and Y. Zerguini: »The influence of Ramadan on physical performance measures in young Muslim footballers.« Journal of Sports Science, 26, Supplement 3 (December 2008): S15–27.

28 K. Van Proeyen, K. Szlufcik, H. Nielens, M. Ramaekers, and P. Hespel: »Beneficial metabolic adaptations due to endurance

exercise training in the fasted state.« Journal of Applied Physiology, 110, no. 1 (January 2011): 236–45.

29 M.P. Harber, A.R. Konopka, B. Jemiolo, S.W. Trappe, et al.: »Muscle protein synthesis and gene expression during recovery from aerobic exercise in the fasted and fed states.« American Journal of Physiology: Regulatory, Integrative and Comparative Physiology, 299, no. 5 (November 2010): R1254–62.

30 L. Deldicque, K. De Bock, M. Maris, M. Ramaekers, et al.: »Increased p7026k phosphorylation during intake of a protein-carbohydrate drink following resistance exercise in the fasted state.« European Journal of Applied Physiology, 108, no. 4 (March 2010): 791–800. Hinweis: Diese und die drei vorher genannten Studien waren als Referenzen genannt auf Mark's Daily Apple website, http://www.marksdailyapple.com/fasting-exercise-workout-recovery/.

31 K. Van Proeyen, K. Szlufcik, H. Nielens, M. Ramaekers, and P. Hespel: »Beneficial metabolic adaptations due to endurance exercise training in the fasted state.« Journal of Applied Physiology, 110, no. 1 (January 2011): 236–45.

32 G. Reynolds: »Phys Ed: The Benefits of Exercising Before Breakfast.« New York Times, Well blog, December 15, 2010, http://well. blogs.nytimes.com/2010/12/15/phys-ed-the-benefits-of-exercising -before-breakfast/?src=me&ref=general.

33 M. A Tarnopolsky: »Gender differences in substrate metabolism during endurance exercise.« Canadian Journal of Applied Physiology, 25, no. 4 (2000): 312–27.

34 S.R. Stannard, A.J. Buckley, J.A. Edge, M.W. Thompson: »Adaptations to skeletal muscle with endurance exercise training in the acutely fed versus overnight-fasted state.« Journal of Science and Medicine in Sport, 13, no. 4 (July 2010): 465–9.

35 L.K. Heilbronn, S.R. Smith, C.K. Martin, S.D. Anton, and

E. Ravussin: »Alternate-day fasting in nonobese subjects: effects on body weight, body composition, and energy metabolism.« American Journal of Clinical Nutrition, 81, no. 1 (January 2005): 69–73.

36 J. Webber and I. A. Macdonald: »The cardiovascular, metabolic and hormonal changes accompanying acute starvation in men and women.« British Journal of Nutrition, 71, no. 3 (March 1994): 437–47.

37 L. K. Heilbronn, S. R. Smith, C. K. Martin, S. D. Anton, and E. Ravussin: »Alternate-day fasting in nonobese subjects: effects on body weight, body composition, and energy metabolism.« American Journal of Clinical Nutrition, 81, no. 1 (January 2005): 69–73.

38 L. K. Heilbronn, S. R. Smith, C. K. Martin, S. D. Anton, and E. Ravussin: »Alternate-day fasting in nonobese subjects: effects on body weight, body composition, and energy metabolism.« American Journal of Clinical Nutrition, 81, no. 1 (January 2005): 69–73.

Register

V

W

Z

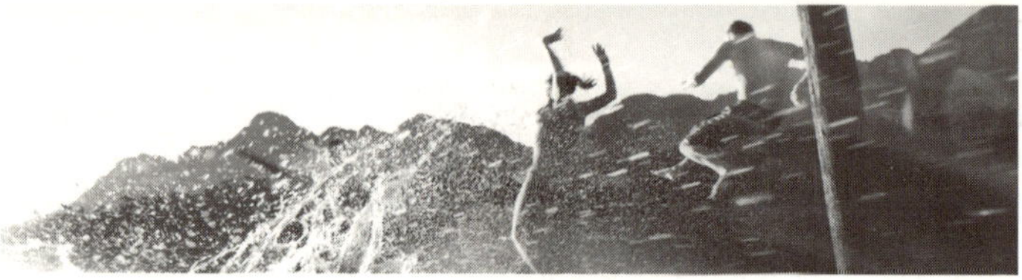

Um die ganze Welt des
GOLDMANN Verlages
kennenzulernen, besuchen Sie uns doch
im Internet unter:

www.goldmann-verlag.de

Dort können Sie
nach weiteren interessanten Büchern ***stöbern***,
Näheres über unsere ***Autoren*** erfahren,
in ***Leseproben*** blättern, alle ***Termine*** zu Lesungen und
Events finden und den ***Newsletter*** mit interessanten
Neuigkeiten, Gewinnspielen etc. abonnieren.

Ein ***Gesamtverzeichnis*** aller Goldmann Bücher finden
Sie dort ebenfalls.

Sehen Sie sich auch unsere ***Videos*** auf YouTube an und
werden Sie ein ***Facebook***-Fan des Goldmann Verlags!

www.goldmann-verlag.de
www.facebook.com/goldmannverlag

GOLDMANN
Lesen erleben